AF349321

La neumología que viene (II)

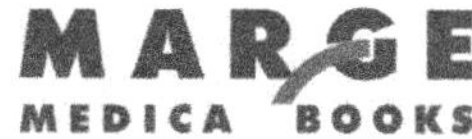

MARGE
MEDICA BOOKS

La neumología que viene (II)

DR. VICENTE PLAZA

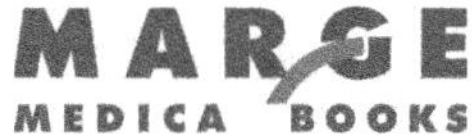

Lᴀ ɴᴇᴜᴍᴏʟᴏɢíᴀ ǫᴜᴇ ᴠɪᴇɴᴇ (II)
Editor: Dr. Vicente Plaza
1.ª edición 2014

© de esta edición: ICG Marge, SL

Edita: Marge Médica Books
València, 558, ático 2.ª - 08026 Barcelona (España)
Tel. +34-932 449 130 - marge@marge.es - www.marge.es

Director editorial: Hèctor Soler
Gestión editorial: Ana Soto, Laura Martínez, Neus Piñol
Edición: David Soler, Rosa Serra, Alicia Abadia
Colaboración editorial: Carmen Company
Compaginación: Mercedes Lara
Impresión: Novoprint (Sant Andreu de la Barca, Barcelona)

ISBN: 978-84-15340-99-7
Depósito Legal: B-6.366-2014

Índice

Autores

Bernardino Alcázar Navarrete
Hospital de Alta Resolución de Loja
Agencia Pública Empresarial
    Hospital de Poniente
Granada

Isabel Blanco Vich
Servicio de Neumología
    y Alergia Respiratoria
Laboratorio de Función Pulmonar
    (Centro Diagnóstico Respiratorio)
Hospital Clínic de Barcelona
Institut d'Investigacions Biomèdiques
    August Pi i Sunyer
Barcelona

Francisco Campos-Rodríguez
Unidad de Gestión Clínica
    de Neumología
Hospital Universitario de Valme
Sevilla

Esteban Alberto Cano-Jiménez
Servicio de Neumología
Hospital Universitario Lucus Augusti
Lugo

Carolina Cisneros Serrano
Servicio de Neumología
Hospital Universitario de La Princesa
Madrid

Olga Mediano Sanandrés
Unidad de Trastornos Respiratorios
    del Sueño
Sección de Neumología
Hospital Universitario de Guadalajara
Guadalajara

Vicente Plaza Moral
Servicio de Neumología
Hospital de la Santa Creu i Sant Pau
Institut d'Investigació Biomèdica
    Sant Pau (IIB Sant Pau)
Universitat Autònoma de Barcelona
Barcelona

Beatriz Romero Romero
Unidad Médico-Quirúrgica
    de Enfermedades Respiratorias
Hospital Universitario
    Virgen del Rocío
Sevilla

Luis Seijo Maceiras
Instituto de Investigación Sanitaria-
    Fundación Jiménez Díaz
Madrid
CIBER de Enfermedades Respiratorias
    (CIBERES)
España

José Serrano-Pariente
Sección de Neumología
Hospital Comarcal de Inca
Inca (Islas Baleares)

Oriol Sibila Vidal
Servicio de Neumología
Hospital de la Santa Creu i Sant Pau
Universitat Autònoma de Barcelona
Barcelona

Prólogo

Hace seis años se editó por primera vez La Neumología que viene. Se trataba entonces de una experiencia nueva: aglutinar en un solo volumen diez capítulos de revisión de diferentes temas de actualidad de la neumología moderna, pero con la particularidad de que fueron redactados por otros tantos neumólogos jóvenes provenientes de diferentes áreas temáticas de la especialidad. Muchos de ellos habían recibido previamente el «Premio Lección Joven de SEPAR», y por tanto constituían, pese a su juventud, un elenco de destacadas promesas de nuestra especialidad. El balance de la experiencia no ha podido ser mejor. La obra disfrutó de un notable reconocimiento, dada la calidad de sus redactores. El tiempo transcurrido ha demostrado que no se erró en su selección, pues la mayoría de ellos son hoy reconocidos miembros y líderes de la neumología española (y europea).

El éxito de la pasada edición, el razonable tiempo transcurrido y la afortunada constatación de que la especialidad dispone de nuevas figuras emergentes, nos ha animado a reeditar la vieja experiencia y elaborar un segundo volumen con esta nueva promoción de jóvenes destacados. Por tanto, el objetivo de esta La Neumología que viene (II) es el mismo que el de la pasada edición. Concretamente, agrupar en un solo volumen diez temas o aspectos específicos novedosos del asma, la enfermedad pulmonar obstructiva crónica, la hipertensión pulmonar, la broncoscopia intervencionista, el síndrome de apnea-hipopnea del sueño, las enfermedades infecciosas, tumorales e intersticiales pulmonares, y la patología pleural. No tengo la menor duda de que esta nueva hornada de investigadores alcanzará en el futuro próximo, al igual que sus predecesores, el éxito. No en vano varios de ellos han sido recientes «Premio Lección Joven de SEPAR» o son miembros de los diferentes Grupos Emergentes de las Áreas de trabajo o de los Programas de Investigación Integrada de la Sociedad Española de Neumología y Cirugía Torácica (SEPAR).

Finalmente, quiero agradecer a los autores de los capítulos el magnífico trabajo realizado, a la Editorial Marge Books su profesionalidad y a AstraZeneca el patrocinio del proyecto. Es para mí una gran satisfacción volver a coordinar esta iniciativa y poder contar con la colaboración de tan destacado grupo de jóvenes, pero en modo alguno inexpertos, neumólogos. Todo un privilegio.

Vicente Plaza Moral
Editor

Capítulo 1

Presente y futuro de las infecciones respiratorias.
Más allá del microorganismo

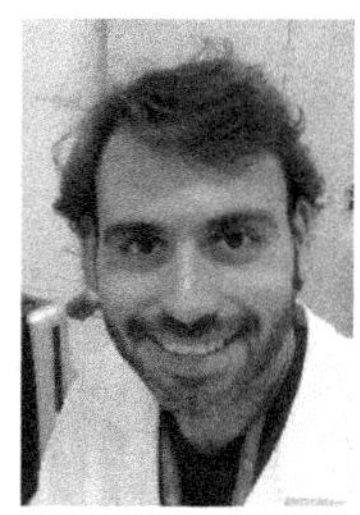

O. Sibila

Servicio de Neumología
Hospital de la Santa Creu i Sant Pau
Universitat Autònoma de Barcelona
Barcelona

Dirección para correspondencia
osibila@santpau.cat

Sinopsis

A pesar de los avances realizados en antibioticoterapia y medidas de soporte vital en las últimas décadas, la elevada morbimortalidad asociada a las infecciones respiratorias prácticamente no ha disminuido. Estudios recientes han relacionado alteraciones en los mecanismos de defensa pulmonar del huésped con un peor pronóstico en estas enfermedades, con independencia del microorganismo y del tratamiento antibiótico recibido. La defensa del pulmón frente a agentes externos incluye una amplia variedad de mecanismos que tienen la finalidad de eliminar de la vía aérea distintas partículas externas inhaladas. La inmunidad, tanto innata como adaptativa, desempeña un papel fundamental en el reconocimiento y la lucha frente a agentes externos, principalmente de origen infeccioso. Moléculas del moco, como las mucinas y los péptidos antimicrobianos, proteínas transmembrana capaces de detectar distintos patrones moleculares, como los receptores *Toll-like,* células citocidas o con capacidad para la fagocitosis, e inmunoglobulinas específicas, actúan de forma individual o conjunta con el objetivo de mantener el pulmón sano y estéril. Estos hallazgos abren grandes expectativas en el futuro manejo de las infecciones pulmonares, en las que el huésped puede tener un papel más principal que el propio microorganismo. El estudio de las alteraciones de los distintos mecanismos de defensa pulmonar y su potencial modulación terapéutica pueden convertirse en un punto crucial para mejorar el pronóstico de las infecciones respiratorias.

1 Introducción

Las infecciones respiratorias son la primera causa infecciosa de mortalidad en todo el mundo. En el reciente libro blanco de la European Respiratory Society, las infecciones de vías respiratorias bajas se consideran una prioridad tanto por su incidencia como por el consumo de recursos y las altas morbilidad y mortalidad que provocan.[1]

A pesar de los avances en la antibioticoterapia y las medidas de soporte vital, la mortalidad asociada a las infecciones respiratorias no ha variado de manera significativa en los últimos años. En el caso de la neumonía, la enfermedad infecciosa respiratoria mejor documentada, la evolución de su tasa de mortalidad durante el siglo xx sufrió una importante disminución a partir de 1940, con la aparición de los antibióticos. Sin embargo, esa tendencia quedó truncada en la década de 1960, con una tendencia que prácticamente no ha variado en los últimos 30 años[2] (véase la figura 1).

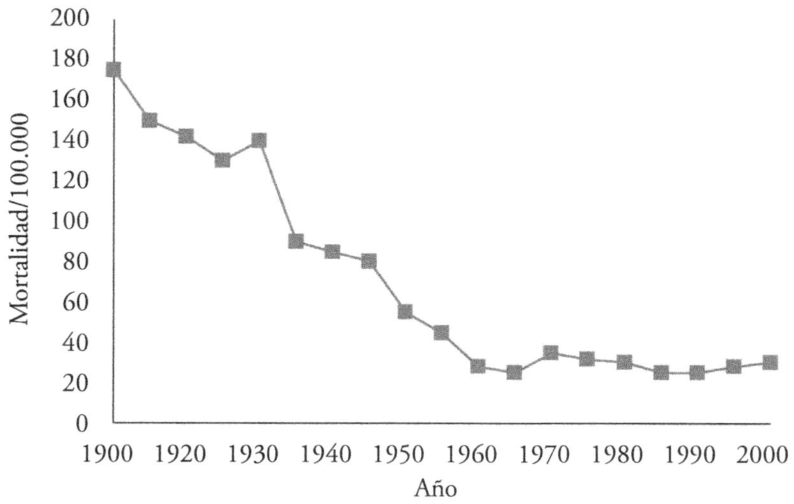

Figura 1. Evolución de la mortalidad por neumonía durante el siglo xx. (Adaptada de ref. 2.)

Diversos estudios han demostrado que la mortalidad asociada a la infección respiratoria puede darse a pesar de tratar correctamente el microorganismo causante, y que se relaciona con factores del huésped que tienen el objetivo de mantener estéril la vía aérea. La defensa del pulmón frente a agentes externos incluye una amplia variedad de mecanismos que persiguen eliminar de la vía aérea partículas inhaladas exógenas y microorganismos. Los mecanismos de protección de la vía aérea, compuestos por las distintas estructuras anatómicas, la tos y el sistema mucociliar, constituyen tan sólo una primera barrera frente a los agentes potencialmente nocivos. Se ha demostrado el papel fundamental de la inmunidad, tanto innata como adaptativa, en el reconocimiento y la lucha frente a agentes externos, principalmente de origen infeccioso. Distintos factores humorales y celulares realizan una función crucial para evitar las infecciones respiratorias, tanto agudas como crónicas: proteínas del moco, como las mucinas o los péptidos antimicrobianos, y proteínas transmembrana capaces de detectar distintos patrones moleculares, como los receptores *Toll-like* (TLR) y las inmunoglobulinas específicas, actúan tanto de forma individual como conjunta, reguladas por moléculas inflamatorias, para mantener el pulmón sano y estéril. La alteración de estos mecanismos de defensa pulmonar puede ser la causa de que haya que mirar más allá del microorganismo para mejorar el conocimiento, la atención, el tratamiento y el pronóstico de las infecciones respiratorias.

2   Mecanismos de defensa pulmonar

El sistema respiratorio supone una gran área de contacto con el exterior. Para llevar a cabo el intercambio gaseoso se estima que el sistema respiratorio se expone a diario a unos 10.000 litros de aire, que introduce numerosas partículas y microorganismos potencialmente nocivos hasta la superficie alveolar. Para evitar las lesiones e infecciones que estas partículas y microorganismos podrían provocar, el pulmón dispone de una serie de mecanismos de defensa. El primer paso que los agentes externos deben vencer son los mecanismos encargados de mantener la vía aérea protegida, como son las barreras anatómicas (barrera nasofaríngea y ramificación y angulación de la vía aérea), la tos y el aparato mucociliar. Pero si las partículas potencialmente nocivas consiguen superarlos, el sistema de defensa del árbol respiratorio se basará en una serie de factores humorales y celulares que componen el sistema inmunitario innato y adaptativo, los cuales trabajarán conjuntamente para la eliminación de los distintos elementos exógenos.[3,4]

2.1   Inmunidad innata

El sistema inmunitario innato del tracto respiratorio es, después de las barreras anatómicas, la primera línea de defensa frente a los patógenos, y su función es fundamental para mantener la vía aérea estéril. Lo conforman aquellos mecanismos de defensa no específicos que se activan para combatir elementos biológicos extraños, con independencia de su naturaleza. Entre ellos encontramos distintos factores humorales y celulares.

Los factores humorales de la inmunidad innata pulmonar son distintas moléculas con actividad bactericida y antiviral, y moléculas que se unen a las partículas nocivas con la finalidad de facilitar su reconocimiento (véase la tabla 1). Estas moléculas se encuentran principalmente formando parte de las secreciones mucosas que se hallan en la superficie epitelial de la vía aérea, y entre ellas destacan las mucinas, los péptidos antimicrobianos, la lactoferrina y la lisozima.

Las mucinas son glucoproteínas que constituyen el principal componente del moco en condiciones normales. Se distinguen dos grandes grupos de mucinas: las secretadas, que

Moléculas con actividad bactericida/antiviral	
Mucinas	
Mucinas secretadas	MUC5AC, MUC5B, MUC2, MUC8, MUC19
Mucinas asociadas a membrana	MUC1, MUC4, MUC11, MUC13, MUC15, MUC20
Péptidos antimicrobianos de la vía aérea	
Defensinas	α-defensinas: HNP-1, HNP-2, HNP-3, HNP-4, HNP-5, HNP-6
	β-defensinas: hBD-1, hB-2
	θ-defensinas: hCAP-18, LL-37
Catelicidinas	
Histatinas	
Lactoferrina	
Lisozima	
Complemento	
Muramidasa	
Interferones	
Moléculas que facilitan el reconocimiento y la fagocitosis	
Colectinas	
Proteínas de fase aguda	
Factores del complemento	
Proteína de unión de lipopolisacáridos (LPS-BP)	

Tabla 1. Factores humorales de la inmunidad innata.

forman grandes estructuras oligoméricas que constituyen la fase gel del moco y le confieren propiedades viscoelásticas, y las mucinas asociadas a la membrana, que funcionan como receptores de superficie celular para patógenos y para activar vías de señalización intracelular.[5] Las principales mucinas secretoras son, con una mayor proporción, MUC5AC y MUC5B, y con menor proporción MUC2, MUC8 y MUC19. Las principales mucinas asociadas a la membrana son MUC1, MUC4, MUC11, MUC13, MUC15 y MUC20. El papel de las mucinas en las infecciones respiratorias es poco conocido. Se sabe que en las secreciones respiratorias de los pacientes con fibrosis quística MUC 5AC y MUC 5AB están disminuidas,[6] y que éstas aumentan durante las exacerbaciones de la enfermedad.[7] En los pacientes con enfermedad pulmonar obstructiva crónica (EPOC) se ha descrito una disminución de MUC 5AC en comparación con sujetos fumadores con función pulmonar normal.[8] Además, un estudio piloto ha demostrado que los pacientes con EPOC colonizados por bacterias potencialmente patógenas presentan una disminución de MUC2, MUC 5 AC y MUC 5AB, tanto en el esputo como en el lavado broncoalveolar, al ser comparados con pacientes con EPOC de las mismas características demográficas, clínicas y funcionales sin bacterias potencialmente patógenas[9] (véase la figura 2).

Los péptidos antimicrobianos son moléculas catiónicas con regiones hidrófobas y regiones cargadas positivamente. Estas características estructurales les permiten desarrollar

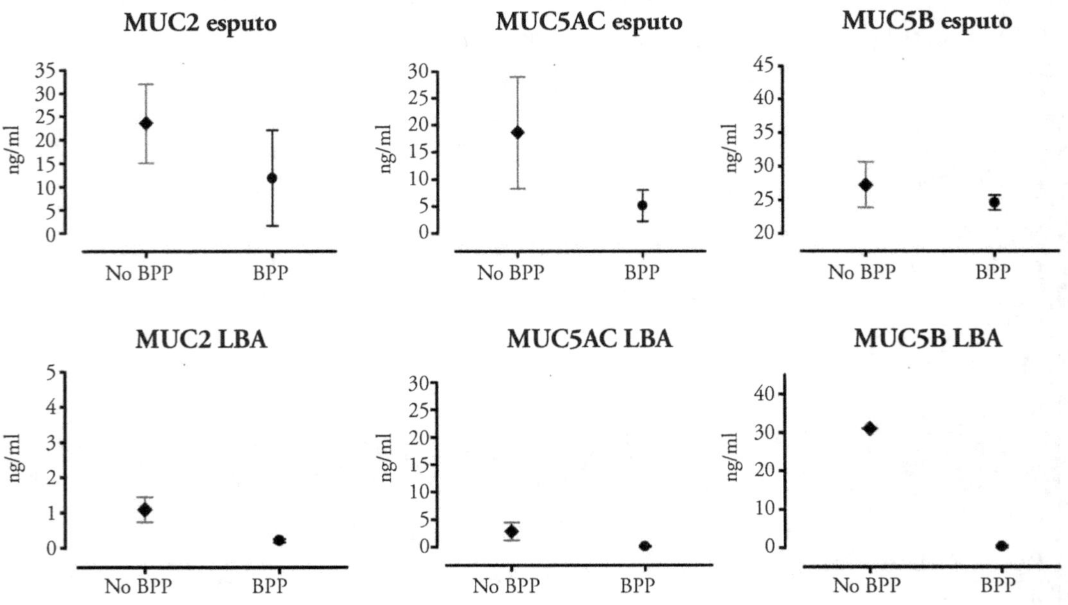

Figura 2. Concentraciones de mucina 2 (MUC2), mucina 5AC (MUC5AC) y mucina 5AB (MUC5AB) en esputo y lavado broncoalveolar (LBA) en pacientes con enfermedad pulmonar obstructiva crónica (EPOC) en fase de estabilidad clínica y con presencia de bacterias potencialmente patógenas (BPP+) en la vía aérea, comparados con pacientes con EPOC estables sin BPP (No BPP) en la vía aérea. (Adaptada de ref. 9.)

una acción antibiótica, proporcionando un sistema de defensa de primera línea rápido y eficaz. Se han identificado tres familias de péptidos antimicrobianos en los humanos: defensinas, catelicidinas e histatinas. El mecanismo de acción antimicrobiana se lleva a cabo por la interacción electrostática de la carga positiva de los péptidos y las cargas negativas de la pared bacteriana.[10] Su papel en la patología respiratoria no es bien conocido. Se ha demostrado que su alteración se relaciona con la presencia de bronquiolitis obliterante en pacientes con trasplante de pulmón,[11] y un reciente estudio en pacientes con EPOC ha demostrado valores bajos de péptidos antimicrobianos en pacientes colonizados y durante las exacerbaciones de causa infecciosa.[12]

La lactoferrina es una proteína ligada al hierro, que se halla en las secreciones respiratorias y que es secretada por las células epiteliales y por los neutrófilos. Actúa privando a los microorganismos de un nutriente esencial para su supervivencia, el hierro. Diversos estudios han evidenciado que la lactoferrina puede tener una actividad bactericida directa, y que podría potenciar la actividad de la inmunoglobulina (Ig) A secretora (sIgA). La lactoferrina puede dañar la membrana externa de los bacilos gramnegativos, causando la liberación de moléculas lipopolisacáridas de la pared bacteriana y sensibilizando a los microorganismos frente a diferentes antibióticos y otros agentes.[13,14]

La lisozima es una proteína producida por el epitelio respiratorio y por los neutrófilos. Tiene actividad antibacteriana frente a patógenos gramnegativos y grampositivos, y es la más abundante de las proteínas antimicrobianas en las secreciones respiratorias.[15,16] La cantidad de lisozima producida por las células epiteliales se correlaciona con la eliminación de los patógenos que invaden la vía aérea. Diversos estudios experimentales en ratones transgénicos que expresan cantidades elevadas de lisozima presentan una mayor eliminación y destrucción de bacterias inoculadas en el sistema respiratorio.[17]

Por otro lado, el componente celular del sistema de defensa innato pulmonar está constituido por las células epiteliales, células con capacidad de fagocitosis (polimorfonucleares, neutrófilos, eosinófilos, monocitos y macrófagos), células citocidas naturales (células *natural killer* [NK]) y células presentadoras de antígenos (células dendríticas). Todas ellas desempeñan un papel muy importante en la regulación de la inflamación asociada a la infección.

Estos grupos de células reconocen a los microorganismos gracias a la detección de patrones moleculares que se encuentran en común en diversos grupos de patógenos, y que se conocen con el nombre de patrones moleculares asociados a patógenos (PAMP). Los PAMP son estructuras o productos constantes en el metabolismo microbiano, esenciales para la supervivencia y la actividad de los microorganismos, y que no están presentes en el organismo humano.[18] Los receptores encargados de la detección de los diferentes PAMP son los receptores de reconocimiento de patrón (PRR).

Los TLR son el PRR más destacado y con una función mejor estudiada en el sistema respiratorio. Son proteínas transmembrana encargadas de reconocer distintos patrones moleculares. En los humanos se han identificado unos 11 TLR, y cada uno de ellos se

Receptor *Toll-like*	Situación	Ligando	Reconocimiento de
TLR-1	Membrana celular externa	Lipopéptidos triacilados	Bacterias grampositivas
TLR-2	Membrana celular externa	Lipoproteína	Bacterias, virus, parásitos
TLR-3	Endolisosoma	RNA de doble cadena	Virus
TLR-4	Membrana celular externa	Lipopolisacárido	Bacterias gramnegativas, virus
TLR-5	Membrana celular externa	Flagelina	Flagelos de bacterias gramnegativas
TLR-6	Membrana celular externa	Péptidos diacilados	Bacterias, virus
TLR-7	Endolisosoma	Imidazol-quinolonas	Bacterias
TLR-8	Endolisosoma	RNA de cadena simple	Virus
TLR-9	Endolisosoma	DNA bacteriano que contiene CpG no metilado	Virus, bacterias, protozoos
TLR-10	Endolisosoma	Desconocido	Desconocido
TLR-11	Desconocida	Desconocido	Desconocido

Tabla 2. Tipos de receptores Toll-like descritos.

une a un PAMP concreto[19] (véase la tabla 2). En el sistema respiratorio, las células con una expresión aumentada de TLR son los macrófagos, las células dendríticas, los linfocitos B y las células epiteliales de la vía aérea. El estímulo de los TLR por productos microbianos produce la activación de vías de señalización que resultan en la inducción de genes antimicrobianos y en la producción de citocinas inflamatorias. Adicionalmente, la estimulación de los TLR desencadena la maduración de las células dendríticas, lo que provoca la inducción de moléculas coestimuladoras y el incremento de su capacidad de presentación de antígeno. Por tanto, el reconocimiento microbiano por parte de los TLR ayuda a desarrollar una respuesta directa de la inmunidad adaptativa frente a los antígenos derivados de los patógenos microbianos, y es de fundamental importancia para la correcta lucha del pulmón frente a los agentes infecciosos externos.[20,21]

2.2   Inmunidad adaptativa

La inmunidad adaptativa consiste en el conjunto de sistemas de defensa específicos frente a agentes biológicos externos determinados. Estos sistemas no son congénitos sino que se adquieren y evolucionan gracias al contacto previo con el agente nocivo particular. Las principales características de la inmunidad adaptativa son su especificidad y su memoria frente al agente nocivo. Al igual que en el caso de la inmunidad innata, también se encuentran factores humorales y celulares.

Los factores humorales que constituyen la inmunidad específica son anticuerpos específicos o inmunoglobulinas que neutralizan localmente agentes biológicos que invaden la vía aérea. Esta función se desarrolla gracias a la interacción con los epítopos antigénicos que genera la activación del complemento, la opsonización o la inducción de células presentadoras de antígeno. En el sistema respiratorio las más frecuentes son la IgG y la IgA.

La IgG constituye el 5 % de las proteínas totales del lavado broncoalveolar normal. Hay diversas subclases de IgG, y cada una de ellas desempeña una función concreta. La subclase IgG2 es un anticuerpo específico frente a patógenos como por ejemplo *Streptococcus pneumoniae* y *Haemophilus influenzae,* de gran incidencia en la neumonía adquirida en la comunidad y en las agudizaciones de la EPOC. Por otro lado, la IgG4 actúa como anticuerpo reagínico en la enfermedad alérgica. El aumento de IgG4 puede producir neumonitis por hipersensibilidad, mientras que su ausencia predispone a las infecciones de seno-pulmonares y a la aparición de bronquiectasias.[22]

La IgA es liberada por las células epiteliales y también se encuentra en altas concentraciones en las secreciones bronquiales. Su función principal consiste en neutralizar toxinas, virus y bacterias que llegan e intentan penetrar la superficie mucosa y pasar al tejido. La moléculas IgA se unen a los agentes invasores y así facilitan, por un lado, su eliminación a través del sistema mucociliar, y por otro la fagocitosis por parte de los macrófagos del árbol bronquial.[23] Además, un reciente estudio en pacientes con EPOC demostró que valores bajos de IgA en el lavado broncoalveolar se asociaban a una mayor inflamación y a infecciones virales de la vía aérea.[24]

Finalmente, el componente celular de la inmunidad específica del árbol bronquial está constituido por los linfocitos B y los linfocitos T. Pueden encontrarse como tejido linfático no organizado situados en la membrana basal o entre las células epiteliales de la mucosa de la vía aérea, o bien como tejido linfático bien organizado. Los linfocitos B se hallan de manera abundante en el árbol bronquial, tanto en el tejido linfático organizado como en el no organizado. Su principal función es la producción de anticuerpos y están involucrados en las respuestas inmunitarias, que pueden estar mediadas o no por las células T, sobre todo durante las infecciones respiratorias virales.[25,26] En cuanto a los linfocitos T, en el sistema respiratorio hay un gran número de linfocitos T CD4+ y CD8+. Estas células desarrollan un papel fundamental en el reconocimiento de antígenos y en su diferenciación en células T colaboradoras *(helper)* y células T citolíticas.[27]

3 Respuesta inflamatoria asociada a la infección

Todos estos mecanismos de defensa pulmonar se regulan por un complejo sistema compuesto por moléculas inflamatorias, como las citocinas, las quimiocinas y las proteínas de fase aguda. Es bien conocido que la llegada del patógeno al tracto respiratorio ocasiona una respuesta inflamatoria muy compleja, dirigida a limitar la progresión de la infección y a destruir al microorganismo. Esta respuesta inflamatoria está compuesta por diferentes citocinas proinflamatorias, como la interleucina (IL) 6, la IL-8, el factor de necrosis tumoral alfa (TNF-α) y la IL-1β, y antiinflamatorias como la IL-10, el IL-1RA, el sTNFrp55 y el sTNFrp75.[28] Todo este proceso será beneficioso siempre que se limite al control de la infección local. Cuando esta reacción es desproporcionada, existe una traducción sistémica que influye desfavorablemente en la evolución de la infección.[28,29]

El campo de las infecciones respiratorias en que más se ha estudiado esta respuesta inflamatoria es la neumonía. Aproximadamente en un 30 % de las neumonías que requieren hospitalización se desarrolla sepsis o síndrome de distrés respiratorio del adulto, o ambos (véase la figura 3). No se conoce con exactitud qué determina que algunas neumonías desarrollen estas graves complicaciones, que se relacionan con una gran morbimortalidad. Lo que sí se sabe es que los pacientes con neumonía y sepsis tienen mayor perfil inflamatorio, tanto de citocinas inflamatorias como antiinflamatorias. Este aumento del patrón inflamatorio en los pacientes con neumonía grave se ha detectado tanto en el momento del diagnóstico como, sobre todo, durante la evolución de la enfermedad.[30,31] La persistencia de una respuesta inflamatoria aumentada a las 72 horas del inicio del tratamiento antibiótico se ha asociado a mayor fracaso terapéutico y a progresión de la neumonía, lo que determina una probabilidad más de 10 veces superior de muerte por la infección. A pesar de que existen distintos patrones de inflamación, el aumento conjunto de IL-6 y IL-10 es lo que se ha asociado a una mayor mortalidad.[32]

La evolución adecuada tras administrar tratamiento para la neumonía es alcanzar la estabilidad clínica, erradicar el microorganismo y resolver la inflamación preservando el pulmón. Si la respuesta al tratamiento es correcta, los parámetros infecciosos clínicos se

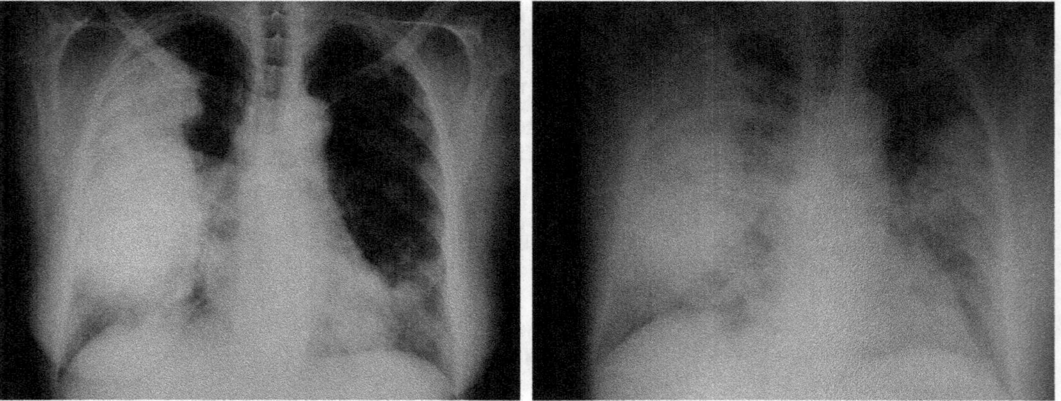

Figura 3. Neumonía que progresó a distrés respiratorio del adulto en menos de 24 horas a pesar de un tratamiento antibiótico correcto.

estabilizan en 72-96 horas, y la inflamación, en cuanto a citocinas proinflamatorias, va en descenso. Diversos trabajos han demostrado que en los pacientes con neumonía, una vez alcanzada la estabilidad clínica, el perfil inflamatorio muestra un descenso significativo tanto de la IL-6 como de la IL-10.[33,34]

4 Perspectivas de futuro

En los últimos años se ha producido un gran avance en el conocimiento de los mecanismos de defensa que permiten al pulmón mantenerse sano y estéril. Desde que un microorganismo entra en contacto con la vía aérea, la respuesta innata, la adquirida y la resolución de la infección vienen determinadas por los acontecimientos celulares y moleculares que el huésped es capaz de generar. A día de hoy sabemos que este sistema de defensa pulmonar es un complejo entramado que tiene como resultado final la eliminación del microorganismo de la vía aérea. Se ha puesto de manifiesto que la alteración en la expresión y la regulación de estos mecanismos de defensa, tanto por enfermedades genéticas como adquiridas, puede llevar a situaciones que predisponen a sufrir infecciones respiratorias. Además, en muchos casos se asocian a un peor pronóstico de la enfermedad, con independencia del microorganismo causante y del tratamiento antibiótico recibido.

El estudio del papel de los distintos mecanismos de defensa pulmonar, su regulación y su relación con las diversas infecciones respiratorias, tanto agudas como crónicas, puede facilitar un importante avance en la prevención y el tratamiento de las infecciones pulmonares en los próximos años. Los estudios centrados en el papel de distintos factores, como las mucinas, los péptidos antimicrobianos, los TLR o la IgA, y su relación con la presencia de infección aguda o crónica, tanto de la vía aérea como del parénquima pulmonar, pueden ayudar a detectar los pacientes más susceptibles a la infección y potenciar su papel como elementos terapéuticos indispensables para mejorar el pronóstico de las infecciones respiratorias en el siglo XXI.

Bibliografía

1. Pneumonia. En: European Lung White Book 2003. European Respiratory Society (ERS) and European Lung Foundation (ELF), editores. pp. 55-65.

2. Armstrong GL, Conn LA, Pinner RW. Trends in infectious disease mortality in the United States during the 20th century. JAMA. 1999; 281: 61-6.

3. Nicod LP. Pulmonary defense mechanisms. Respiration. 1999; 66: 2-11.

4. Bals R, Hiemstra PS. Innate immunity in the lung: how epithelial cells fight against respiratory pathogens. Eur Respir J. 2004; 23: 327-33.

5. Thornton DJ, Rousseau K, McGuckin MA. Structure and function of the polymeric mucins in airways mucus. Annu Rev Physiol. 2008; 70: 459-86.

6. Henke MO, Renner A, Huber R, *et al.* MUC-5AC and MUC5B are decreased in cystic fibrosis airway secretions. Am J Respir Cell Biol. 2004; 31: 86-91.

7. Henke MO, John G, Germann M, *et al.* MUC5AC and MUC5B mucins increase in cystic fibrosis during pulmonary exacerbations. Am J Respir Crit Care Med. 2007; 175: 816-21.

8. Kirham S, Kolsum U, Rousseau K, *et al.* MUC5B is the major mucin in the gel phase of sputum in chronic obstructive pulmonary disease. Am J Respir Crit Care. Med 2008; 178: 1033-9.

9. García-Bellmunt L, Solanes I, Mateus E, *et al.* Role of mucins in bacterial colonization in COPD. Am J Respir Crit Care Med. 2013; 187: A276.

10. Bals R. Epithelial antimicrobial peptides in host defense against infection. Respir Res. 2000; 1: 141-50.

11. Anderson RL, Hiemstra PS, Ward C, *et al.* Antimicrobial peptides in lung transplant recipients with bronchiolitis obliterans syndrome. Eur Respir J. 2008; 32: 670-7.

12. Parameswaran GI, Sethi S, Murphy TF. Effects of bacterial infection on airway antimicrobial peptides and proteins in COPD. Chest. 2011; 140: 611-7.

13. Ellison R T III, Giehl TJ. Killing of gram-negative bacteria by lactoferrin and lysozyme. J Clin Invest. 1991; 88: 1080-91.

14. Parameswararn GI, Sethi S, Murphy TF. Effects of bacterial infection on airway antimicrobial peptides and proteins in COPD. Chest. 2011; 140: 611-7.

15. Parker D, Prince A. Innate immunity in the respiratory epithelium. Am J Respir Cell Mol Biol. 2011; 45: 189-201.

16. Dajani R, Zhang Y, Taft PJ, *et al.* Lysozyme secretion by submucosal glands protects the airway from bacterial infection. Am J Respir Cell Mol Biol. 2005; 32: 548-52.

17. Akinbi HT, Epaud R, Bhatt H, *et al.* Bacterial killing is enhanced by expression of lysozyme in the lungs of transgenic mice. J Immunol. 2000; 165: 5760-6.

18. Janeway CA Jr, Medzhitov R. Innate immune recognition. Annu Rev Immunol. 2002; 20: 197-216.

19. Medzhitov R. Toll-like receptors and innate immunity. Nature Reviews. 2001; 1: 135-45.

20. Lorenz E, Mira JP, Frees KL, *et al.* Relevance of mutations in the TLR4 receptor in patients with Gram-negative septic shock. Arch Intern Med. 2002; 162: 1028-32.

21. Lorenz E, Mira JP, Cornish KL, *et al.* A novel polymorphism in the toll-like receptor 2 gene and its potential association with staphylo-

coccal infection. Infect Immun. 2000; 68: 6398-401.

22. Siber GR, Schur PH, Aisenberg AC, *et al.* IgG2 concentrations and the antibody response to bacterial polysaccharide antigens. N Engl J Med. 1980; 303: 178-82.

23. Brandtzaeg P. Induction of secretory immunity and memory at mucosal surfaces. Vaccine. 2007; 25: 5467-84.

24. Poloshukin V, Cates JM, Lawson WE, *et al.* Bronchial secretory immunoglobulin A deficiency correlates with airway inflammation and progression of chronic obstructive pulmonary disease. Am J Respir Crit Care Med. 2011; 184: 317-27.

25. Pabst R, Gehrke I. Is the bronchus-associated lymphoid tissue (BALT) an integral structure of the lung in normal mammals, including humans? Am J Respir Cell Mol Biol. 1990; 3: 131-5.

26. Bienenstock J, McDermott MR. Bronchus- and nasal-associated lymphoid tissues. Immunolog Rev. 2005; 206: 22-31.

27. Crapo JD, Harmsen AG, Sherman MP. Pulmonary immunobiology and inflammation in pulmonary disases. Am J Respir Crit Care Med. 2000; 162: 1983-6.

28. Deng JC, Standiford TJ. The systemic response to lung infection. Clin Chest Med. 2005; 26: 1-9.

29. Mizgerd JP. Acute lower respiratory tract infection. N Engl J Med. 2008; 358: 716-27.

30. Kellum JA, Kumar N, Taneja A, *et al.* Understanding the inflammatory cytokine response in pneumonia and sepsis. Results of the Genetic and Inflammatory Markers of Sepsis (GenIMS) study. Arch Intern Med. 2007; 167: 1655-63.

31. Van der Poll T, Opal SM. Host-pathogen interactions in sepsis. Lancet Infect Dis. 2008; 8: 32-43.

32. Martínez R, Menéndez R, Reyes S, *et al.* Factors associated with inflammatory cytokine patterns in community-acquired pneumonia. Eur Respir J. 2011; 37: 393-9.

33. Menéndez R, Cavalcanti M, Reyes S, *et al.* Markers of treatment failure in hospitalized community-acquired pneumonia. Thorax. 2008; 63: 447-52.

34. Menéndez R, Martínez R, Reyes S, *et al.* Stability in community-acquired pneumonia. One step forward with markers? Thorax. 2009; 64: 987-92.

Capítulo 2

Síndrome de apneas-hipopneas del sueño y cáncer: ¿una asociación para la próxima década?

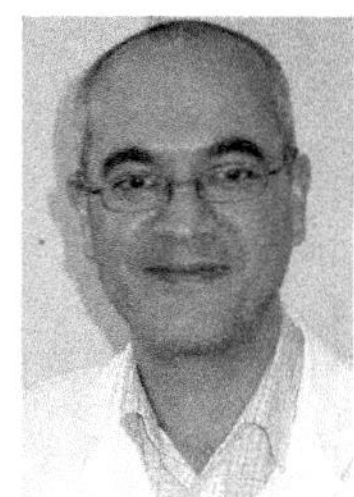

F. Campos-Rodríguez

Unidad de Gestión Clínica
   de Neumología
Hospital Universitario de Valme
Sevilla

Dirección para correspondencia
fracamrod@gmail.com

Sinopsis

A pesar de compartir mecanismos fisiopatológicos, apenas se ha prestado atención a la posibilidad de que el síndrome de apneas-hipopneas del sueño (SAHS) y el cáncer pudiesen estar relacionados. Sin embargo, en los últimos años han aparecido estudios que sugieren que esta asociación es posible. En un modelo de experimentación animal se ha demostrado que una hipoxia intermitente semejante a la que se produce en el SAHS se asocia a mayor progresión del cáncer. Sin embargo, los datos en humanos son aún escasos y sólo dos grandes cohortes, una poblacional y otra de base clínica, han estudiado esta posibilidad. En uno de estos estudios se encontró una relación entre la gravedad del SAHS y la mortalidad por cáncer, mientras que en el otro el SAHS se asoció a un mayor riesgo de desarrollar un nuevo cáncer. En ambas cohortes, las variables oximétricas fueron los principales predictores de dicha asociación. Un pequeño estudio piloto realizado en pacientes con melanoma también ha encontrado que la gravedad del SAHS se asocia a una mayor agresividad de este tumor.

En los próximos años es esperable que aparezcan estudios bien diseñados que aporten nuevas evidencias de calidad que permitan dilucidar si realmente el SAHS puede influir en la aparición o la progresión del cáncer, así como el papel del tratamiento con presión positiva continua en la vía aérea (CPAP) en esta asociación.

1 Introducción

Durante las dos últimas décadas, el síndrome de apneas-hipopneas del sueño (SAHS) ha pasado de ser prácticamente desconocido a convertirse en un problema de salud pública debido a su alta prevalencia, así como a las múltiples consecuencias sobre la salud, incluyendo un deterioro en la calidad de vida, un mayor riesgo de accidentes por excesiva somnolencia diurna y un aumento del riesgo cardiovascular. Sin embargo, en los dos a tres últimos años el SAHS ha empezado a relacionarse con otra patología especialmente relevante: el cáncer.

Llama la atención que hasta ahora no se hubiese investigado la posible asociación entre estas dos afecciones, máxime teniendo en cuenta que parecen compartir un mecanismo fisiopatológico como es la hipoxia intermitente. Ésta desempeña un papel fundamental en diversos estadios de la formación y la progresión del cáncer, y al mismo tiempo es el mecanismo intermedio más importante implicado en diferentes consecuencias clínicas y cardiovasculares del SAHS.[1-3] De hecho, una de las primeras reseñas al respecto procede de un corto editorial del año 2008, en el que se indicaba la necesidad de realizar estudios que confirmasen o rechazasen tal hipótesis.[4] Desafortunadamente, a día de hoy existen aún muy pocos estudios que hayan analizado la posible asociación entre el SAHS y el cáncer en los humanos, y por lo tanto la evidencia disponible es escasa e incompleta.

2 Mecanismos fisiopatológicos implicados en la asociación de SAHS y cáncer

Existen diversos mecanismos fisiopatológicos que podrían justificar que el SAHS se asociase a una mayor probabilidad de desarrollar un tumor, o a un peor pronóstico. El SAHS activa diversos mecanismos que se han visto involucrados en la trasformación de células sanas en malignas, como el estrés oxidativo, la inflamación sistémica y, posiblemente el más importante, la hipoxia intermitente.[5-7]

Se sabe que la hipoxia tisular pone en marcha mecanismos adaptativos, fundamentalmente un aumento del factor inducible de hipoxia (HIF-1), el cual activa la transcripción de genes que tienen un papel principal en la angiogénesis, el estrés oxidativo o las alteraciones en el sistema inmunitario.[8] Por ejemplo, el HIF-1 estimula la angiogénesis mediante el factor de crecimiento endotelial vascular, que favorece la neovascularización y está estrechamente ligado al crecimiento tumoral y la diseminación metastásica.[1,9] Asimismo, el HIF-1 incrementa las especies reactivas de oxígeno que se producen durante los periodos de reoxigenación asociados a la hipoxia intermitente, estimulando así el estrés oxidativo y el incremento de moléculas proinflamatorias en la circulación sistémica,[10] que favorecen la inducción carcinogénica.

Aunque menos estudiados, otros posibles mecanismos implicados serían las alteraciones en la duración y la calidad del sueño, en relación a los múltiples despertares que desestructuran el sueño en los pacientes con SAHS, o alteraciones en la inmunidad.[11-13] Por último, en esta relación existe un factor de confusión de gran importancia, como es la obesidad. La mayoría de los pacientes con SAHS son obesos, y la obesidad se asocia a una inflamación sistémica crónica de bajo grado que puede favorecer la aparición de ciertos tipos de tumores y que podría explicar parcialmente esta relación entre SAHS y cáncer.[14-16]

3   SAHS y cáncer: evidencias en modelos animales

Aunque sabemos que la hipoxia intermitente puede favorecer la progresión del cáncer,[9] no ha sido hasta fechas muy recientes cuando se ha demostrado de manera específica que un patrón de hipoxia intermitente semejante al que suele ocurrir en los pacientes con SAHS también amplifica el desarrollo tumoral. Esta evidencia científica procede del Grupo Español de Sueño (GES).

En este modelo experimental se usaron ratones a los que se inyectaban subcutáneamente células de melanoma. Un grupo de estos ratones se mantuvo en normoxia, mientras otro grupo fue sometido a hipoxia intermitente (60 eventos por hora, consistentes en la aplicación cíclica durante 20 segundos de una FiO_2 al 5 % y seguidos de 40 segundos en normoxia). En un primer experimento, tras 14 días de seguimiento se comprobó que esta hipoxia intermitente, que remeda la que sucede en el SAHS, duplicaba la tasa de crecimiento del tumor respecto a los ratones que estuvieron en normoxia.[17] En un segundo experimento, se comprobó que la hipoxia intermitente también favorecía las metástasis pulmonares de melanoma en estos animales.[18]

4   Asociación de SAHS y cáncer en humanos

4.1   Datos indirectos

Existen datos indirectos que sugieren que el SAHS y el cáncer pudieran estar relacionados, por ejemplo el hecho de que en grandes cohortes clínicas y poblacionales el cáncer sea la segunda causa de muerte en los pacientes con SAHS, después de las enfermedades cardiovasculares.[19-21] Sin embargo, un reciente estudio poblacional en más 8.000 sujetos seguidos durante 13 años, que utilizó la presencia de síntomas como marcador indirecto de SAHS, no encontró que los ronquidos, las pausas observadas y la excesiva somnolencia diurna se asociasen a una mayor incidencia de cáncer respecto a los individuos que no presentaban estos síntomas típicos de SAHS.[22]

4.2　Asociación de SAHS y cáncer en series poblacionales

El único estudio de base poblacional que ha analizado la asociación entre SAHS y cáncer, en concreto la mortalidad por cáncer, es el de la cohorte de Wisconsin.[23] En esta serie de 1.522 sujetos con un seguimiento de 22 años, los autores encontraron una asociación dosis-respuesta entre la gravedad del SAHS medida por el índice de apneas-hipopneas (IAH) y la mortalidad por cualquier tipo de cáncer. Esta asociación se mantuvo tras ajustar por variables de confusión como edad, sexo, índice de masa corporal (IMC), hábito tabáquico y etílico, actividad física, grado de excesiva somnolencia diurna o duración del sueño, e incluso se observó que el SAHS grave (IAH ≥ 30) era un predictor independiente de mortalidad por cáncer (véase la tabla 1). Resulta interesante señalar que esta asociación fue incluso más intensa cuando en lugar del IAH se utilizó un índice oximétrico para medir la gravedad del SAHS. En este trabajo, el índice oximétrico utilizado fue el porcentaje de tiempo nocturno con saturación arterial de oxígeno < 90 % (CT90) (véase la tabla 1). En análisis adicionales, los autores no encontraron interacción con el sexo ni con la edad, si bien la relación entre la gravedad del SAHS y la mortalidad por cáncer fue más intensa en los pacientes no obesos.

4.3　Asociación de SAHS y cáncer en series clínicas

El único estudio clínico hasta la fecha que ha analizado esta asociación es el realizado por el GES. Se trata de un estudio retrospectivo, multicéntrico, que incluyó pacientes estudiados por sospecha de SAHS en siete hospitales españoles entre los años 2000 y 2007. Se analizaron 5.618 pacientes, con un seguimiento medio de 4,5 años. Fueron excluidos aquellos pacientes con insuficiencia respiratoria previa. En un primer análisis se estudió la asociación entre la gravedad del SAHS, medida tanto por el IAH como por el CT90, y la incidencia de cualquier tipo de cáncer en 4.910 pacientes sin antecedentes de cáncer.[24] Tras ajustar por sexo, edad, IMC, hábito tabáquico y etílico, tipo de estudio del sueño y hospital de reclutamiento, se encontró una asociación significativa entre la incidencia de cáncer y la gravedad del SAHS medida por CT90

Categorías SAHS	Cohorte 1.522 sujetos, seguimiento 22 años
Índice de apnea-hipopnea (IAH)	Riesgos relativos (IC95%)
No SAHS (IAH <5)	1
SAHS leve (IAH 5-14,9)	1,1 (0,5-2,7)
SAHS moderado (IAH 15-29,9)	2,0 (0,7-5,5)
SAHS grave (IAH ≥ 30)	4,8 (1,7-13,2)
p para la tendencia	0,0052
Porcentaje de tiempo de sueño con SaO_2 < 90%	Submuestra de 1.306 pacientes en los cuales este dato estaba disponible
Percentil <73 (<0,8% del tiempo)	1
Percentil 73-89 (0,8-3,6% del tiempo)	1,6 (0,6-4,4)
Percentil 90-97 (3,6-11,2% del tiempo)	2,9 (0,9-9,8)
Percentil >97 (>11,2% del tiempo)	8,6 (2,6-28,7)
p para la tendencia	0,0008

Tabla 1. Cohorte de Wisconsin. Relación entre la gravedad del SAHS medida por el índice de apnea-hipopnea (IAH) y por el porcentaje de tiempo con saturación de oxígeno (SaO_2) nocturno inferior al 90%, y mortalidad por cualquier tipo de cáncer. Resultados del análisis multivariado de Cox ajustado por edad, sexo, IMC considerado como variable continua y estratificada, y hábito tabáquico.

(véase la tabla 2). Por el contrario, el IAH no se asoció con la incidencia de cáncer. En este estudio, la asociación más potente se detectó en el subgrupo de pacientes menores de 65 años, en quienes la incidencia de cáncer se relacionó tanto con el IAH como con el CT90 (véase la tabla 3). También se observó una asociación entre la incidencia de cáncer y la gravedad del SAHS medida por la variable oximétrica en los varones (véase la tabla 3). No se encontró asociación entre el SAHS y el cáncer en las mujeres ni en los ancianos.

Cuando en esta serie se analizó la mortalidad,[25] los resultados fueron muy similares a los obtenidos para la incidencia: se encontró una asociación significativa, tras corregir por factores de confusión, entre la mortalidad por cáncer y las categorías de CT90 como marcador de gravedad del SAHS (CT90 > 13% frente a CT90 < 1,2%: *hazard ratio* [HR], 2,06; intervalo de confianza del 95% [IC95%], 1,72-4,58). Para profundizar más en esta asociación, se realizó un subanálisis incluyendo sólo los pacientes con cáncer (n = 527). En este subgrupo con cáncer se encontró una asociación potente en

Categorías SAHS	Cohorte 4.910 pacientes, seguimiento 4,5 años
	OR (IC95 %)
IAH (categorizado en terciles)	
< 18,7	1
18,7-43	1,10 (0,79-1,53)
> 43	1,17 (0,84-1,65)
Porcentaje de tiempo de sueño con SaO$_2$ < 90 % (categorizado en terciles)	
< 1,2 %	1
1,2-12 %	1,58 (1,07-2,34)
> 12 %	2,33 (1,57-3,46)

Tabla 2. Cohorte española. Relación entre la gravedad del SAHS medida por el índice de apnea-hipopnea (IAH) y por el porcentaje de tiempo con saturación de oxígeno (SaO$_2$) nocturno inferior al 90 %, e incidencia de cualquier tipo de cáncer. Resultados del análisis multivariado de Cox ajustado por edad, sexo, IMC, hábito tabáquico y consumo de tabaco, ingesta de etanol, tipo de estudio del sueño y hospital de reclutamiento.

Categorías SAHS	Estratificación por edad		Estratificación por sexo	
	≥ 65 años (n = 1.203)	< 65 años (n = 3.707)	Hombres (n = 3.276)	Mujeres (n = 1.634)
	OR (IC 95 %)		OR (IC 95 %)	
IAH (categorizado en terciles)				
< 18,7	1	1	1	1
18,7-43	0,87 (0,55-1,38)	1,26 (0,79-2,01)	1,25 (0,83-1,90)	0,89 (0,50-1,57)
> 43	0,72 (0,44-1,18)	1,66 (1,04-2,64)	1,45 (0,96-2,20)	0,67 (0,35-1,30)
Porcentaje de tiempo de sueño con SaO$_2$ < 90 % (categorizado en terciles)				
< 1,2 %	1	1	1	1
1,2 %-12 %	1,06 (0,59-1,90)	1,95 (1,14-3,33)	1,75 (1,08-2,82)	1,32 (0,66-2,63)
> 12 %	1,60 (0,92-2,78)	2,95 (1,71-5,09)	2,60 (1,61-4,20)	1,84 (0,88-3,82)

Tabla 3. Cohorte española. Relación entre la gravedad del SAHS medida por el índice de apnea-hipopnea (IAH) y por el porcentaje de tiempo con saturación de oxígeno (SaO$_2$) nocturno inferior al 90 %, e incidencia de cualquier tipo de cáncer. Resultados del análisis multivariado de Cox ajustado por edad, sexo, IMC, hábito tabáquico y consumo de tabaco, ingesta de etanol, tipo de estudio de sueño y hospital de reclutamiento.

el grupo de pacientes menores de 65 años, con una relación estadísticamente significativa entre la mortalidad por cáncer y la gravedad del SAHS medida tanto por el IAH (IAH > 44,5 frente a IAH < 19,1: HR, 3,7; IC95 %, 1,05-13,2) como por el CT90 (CT90 > 13 % frente a CT90 < 1,2 %: HR, 12,8; IC95 %, 1,57-104,8).

4.4 Conclusiones y limitaciones de las cohortes española y de Wisconsin

La conclusión principal de ambos estudios es que parece existir una asociación entre la gravedad del SAHS, sobre todo medida por marcadores oximétricos, y la incidencia y la mortalidad del cáncer. En uno de los estudios, además, esta relación fue mucho más intensa en los pacientes menores de 65 años. Ambos trabajos, sin embargo, presentan limitaciones a considerar:

- En ambos casos se ha analizado el cáncer en general, sin poder establecer relaciones con ningún tipo específico de tumor. Esto se debe a que el número de eventos fue muy bajo en ambas cohortes. En la de Wisconsin, el número de muertes por cáncer fue sólo de 50 durante los 22 años de seguimiento, mientras en la serie española el tumor incidente más frecuente fue el de colon-recto, con sólo 43 casos de los casi 5.000 pacientes estudiados.

- A pesar de que la asociación con los resultados finales fue más potente cuando se utilizaron variables oximétricas en lugar del IAH como marcador de gravedad del SAHS, en ninguno de los dos trabajos se utilizó el índice de desaturación de oxígeno (ID), que es el principal marcador de hipoxia intermitente.

- El aumento de la mortalidad por cáncer en la cohorte de Wisconsin parece indicar una mayor agresividad del cáncer en los pacientes con SAHS, pero no puede excluirse que simplemente refleje una mayor incidencia de tumores, como de hecho se ha demostrado en la cohorte española.[26] El aumento de la mortalidad por cáncer asociada a la gravedad del SAHS en los pacientes menores de 65 años encontrado en un subgrupo de pacientes que sí habían desarrollado cáncer en la cohorte española, sin embargo, parece apoyar esta teoría de un comportamiento más agresivo del tumor a medida que aumenta la gravedad del SAHS.

- Debido al escaso número de eventos, algunas asociaciones en subgrupos concretos, como los no obesos en la cohorte de Wisconsin o los menores de 65 años en la serie española, podrían estar sesgadas debido a una insuficiente potencia estadística, y por tanto deben ser tomadas con cautela.

5   Estudios en curso sobre la asociación de SAHS y cáncer

Actualmente sólo conocemos la existencia de un estudio en curso, liderado por el GES, que pretende analizar la asociación entre el SAHS y un tipo concreto de tumor, el melanoma cutáneo. El objetivo de este estudio es comprobar si la gravedad del SAHS, medida por diferentes marcadores (IAH e ID, entre otros), se asocia a un comportamiento más agresivo de este tumor. Para ello, inicialmente se realizó un estudio piloto con 56 pacientes diagnosticados de melanoma a quienes se efectuó una poligrafía respiratoria domiciliaria.[27] Los hallazgos fundamentales de este estudio piloto fueron dos. Por un lado, se observó una alta prevalencia de SAHS. Así, el 60,7 % de estos pacientes con melanoma presentaban SAHS (IAH ≥ 5) y el 30,3 % tenían formas moderadas o graves de la enfermedad (IAH ≥ 15), cifras en ambos casos superiores a las esperadas en la población general.[28] En segundo lugar, se encontró que la gravedad del SAHS medida tanto por el IAH como por el ID se correlacionaba con los milímetros de invasión cutánea del tumor (r = 0,29, p = 0,03 para el IAH; r = 0,33, p = 0,01 para el ID), así como con una mayor tasa de crecimiento tumoral (r = 0,46, p < 0,001 para el IAH; r = 0,42, p < 0,001 para el ID). Además, en el análisis de regresión logística ajustado por edad, sexo e IMC, tanto el IAH como el ID fueron predictores independientes de una mayor velocidad de crecimiento del melanoma (para el IAH: *odds ratio* [OR], 1,08; IC95 %, 1,02-1,14; y para el ID: OR, 1,08; IC95 %, 1,02-1,11).

Estos hallazgos han estimulado la puesta en marcha de un estudio de mayores dimensiones, prospectivo, multicéntrico y con un tamaño muestral muy superior, que intentará confirmar estos resultados preliminares.

6   Asociación de SAHS y cáncer. Retos futuros

A pesar de los interesantes hallazgos de las series de Wisconsin y del GES, las limitaciones que presentan, inherentes a su diseño, las erigen más bien en estudios generadores de hipótesis, que suscitan más preguntas que las que responden, y que animan a la realización de nuevos estudios mejor diseñados que aclaren esta posible relación.[29,30] A continuación se comentan algunas de las cuestiones que deberían responder futuros estudios.

6.1   *Asociación del SAHS con tipos concretos de cáncer*

Parece lógico suponer que no todos los tumores presentarán la misma susceptibilidad a la hipoxia intermitente o a otros mecanismos patogénicos, por lo que urge identificar qué tumores concretos pueden estar más relacionados con el SAHS, tanto desde el punto de vista de la incidencia como de la progresión. Del mismo modo, es probable que haya tipos de células malignas más sensibles a la hipoxia intermitente, mientras que otras pueden desarrollar mecanismos de adaptación que las protejan de los efectos deletéreos del SAHS.[31]

6.2   Papel de las variables de confusión

Existen diversas variables que pueden interferir y modificar la relación del SAHS y el cáncer, y entre ellas la obesidad es, sin duda, una de las más importantes. La obesidad implica un cierto grado de hipoxia, así como una inflamación sistémica de bajo grado, y es por sí misma un factor de riesgo para numerosas neoplasias; a la vez, sabemos que la mayoría de los pacientes con SAHS son obesos. Por tanto, la obesidad podría actuar, por un lado, como factor de confusión en la asociación de SAHS y cáncer, pero por otro lado no podemos descartar que el SAHS esté implicado como mecanismo intermedio en la asociación entre obesidad y cáncer.[14-16] También es preciso tener en cuenta otros factores de confusión como el sexo, la edad, el consumo de tabaco y etanol, o la duración y la calidad del sueño.

6.3   Papel de la edad y el sexo en la asociación de SAHS y cáncer

A pesar de que en la cohorte española la asociación más intensa entre la incidencia y la mortalidad por cáncer y el SAHS ocurrió en pacientes jóvenes, es necesario investigar si realmente los ancianos presentan algún tipo de protección en este sentido. Algunos estudios sobre las consecuencias cardiovasculares del SAHS han encontrado que los pacientes ancianos podrían estar protegidos de estas complicaciones cardiovasculares al desarrollar mecanismos de adaptación y defensa frente a la hipoxia intermitente, de manera que estos pacientes serían «supervivientes» relativamente resistentes a estas complicaciones.[32,33] Se ignora si, en caso de confirmarse esta teoría, dicho mecanismo de protección también sería aplicable a la asociación de SAHS y cáncer.

En cuanto al sexo, y aunque no es descartable que las mujeres pudiesen presentar algún tipo de protección frente a la hipoxia intermitente, es más probable que las diferencias que aparecen en la serie española simplemente reflejen un sesgo de selección, o bien que se deban al perfil concreto de esta cohorte, más que a diferencias reales en la susceptibilidad de un sexo u otro frente a los efectos del SAHS. De hecho, en esta serie dos tercios de los pacientes eran hombres y tres de los cuatro cánceres más frecuentes estaban asociados al sexo.[24]

6.4　Mecanismos fisiopatológicos

Aunque la hipoxia intermitente parece desempeñar un papel central en la relación entre el SAHS y el cáncer, no es descartable que haya otros mecanismos implicados en esta asociación. Será necesario aclarar cómo intervienen los cambios en la secreción de melatonina, una posible alteración de la respuesta inmunitaria, la influencia de la duración y la calidad del sueño o, como ya se ha indicado, la interrelación de obesidad, SAHS y cáncer.

6.5　Predictores polisomnográficos

Es necesario aclarar cuáles de los diferentes índices polisomnográficos que se utilizan como marcadores de gravedad del SAHS son los mejores predictores de la asociación con el cáncer. Basándose en el papel que parece desempeñar la hipoxia intermitente, es lógico suponer que las variables oximétricas, en concreto el ID, sean mejores predictoras de esta asociación que el IAH.

6.6　Papel del tratamiento con presión positiva continua en la vía aérea

Si finalmente es posible establecer una asociación entre el SAHS y la progresión o la incidencia de cáncer, la pregunta fundamental es si el tratamiento con presión positiva continua en la vía aérea (CPAP), que corrige los eventos respiratorios y la hipoxia intermitente, podría mejorar el pronóstico o evitar el desarrollo de tumores. En las dos grandes series comentadas,[23,24] parece que cuando se excluyeron los casos tratados con CPAP la asociación del SAHS tanto con la mortalidad como con la incidencia de cáncer era ligeramente superior. Sin embargo, el diseño de ambos estudios impide obtener datos fiables al respecto.

7　Conclusiones

A pesar de que existen bases fisiopatológicas y datos procedentes de experimentación animal para pensar que el SAHS pueda constituir un factor de riesgo para el desarrollo de neoplasias, así como para que éstas muestren un comportamiento más agresivo, los datos disponibles en humanos en la actualidad son muy escasos y deben ser tomados con cautela. Sin duda, el estudio de estas asociaciones supone un reto para la medicina del sueño en los próximos años, ya que si finalmente se demostrase que el SAHS es un factor de riesgo modificable en la aparición o la evolución del cáncer, este conocimiento tendría importantes consecuencias sobre la prevención y el tratamiento de ciertos tipos de tumores.

Bibliografía

1. Toffoli S, Michiels C. Intermittent hypoxia is a key regulator of cancer cell and endothelial cell interplay in tumours. FEBS J. 2008; 275: 2991-3002.
2. Carmeliet P, Dor Y, Herbert JM, *et al.* Role of HIF-1alpha in hypoxia-mediated apoptosis, cell proliferation and tumour angiogenesis. Nature. 1998; 394: 485-90.
3. Garvey JF, Taylor CT, McNicholas WT. Cardiovascular disease in obstructive sleep apnoea syndrome: the role of intermittent hypoxia and inflammation. Eur Respir J. 2009; 33: 1195-205.
4. Abrams B. Cancer and sleep apnea – the hypoxia connection. Med Hypotheses. 2007; 68: 232.
5. Yamauchi M, Nakano H, Maekawa J, *et al.* Oxidative stress in obstructive sleep apnea. Chest. 2005; 127: 1674-9.
6. McNicholas WT. Obstructive sleep apnea and inflammation. Prog Cardiovasc Dis. 2009; 51: 392-9.
7. Lévy P, Pépin J-L, Arnaud C, *et al.* Intermittent hypoxia and sleep-disordered breathing: current concepts and perspectives. Eur Respir J. 2008; 32: 1082-95.
8. Semenza GL. Oxygen sensing, homeostasis, and disease. N Engl J Med. 2011; 365: 537-47.
9. Rofstad EK, Gaustad J-V, Egeland TAM, *et al.* Tumors exposed to acute cyclic hypoxic stress show enhanced angiogenesis, perfusion and metastatic dissemination. Int J Cancer. 2010; 127: 1535-46.
10. Reuter S, Gupta SC, Chaturvedi MM, *et al.* Oxidative stress, inflammation, and cancer: how are they linked? Free Radic Biol Med. 2010; 49: 1603-16.
11. Davis S, Mirick DK. Circadian disruption, shift work and the risk of cancer: a summary of the evidence and studies in Seattle. Cancer Causes Control. 2006; 17: 539-45.
12. Ruesten A von, Weikert C, Fietze I, *et al.* Association of sleep duration with chronic diseases in the European Prospective Investigation into Cancer and Nutrition (EPIC) – Potsdam study. PloS One. 2012;7:e30972.
13. Kakizaki M, Kuriyama S, Sone T, *et al.* Sleep duration and the risk of breast cancer: the Ohsaki Cohort Study. Br J Cancer. 2008; 99: 1502-5.
14. Flegal KM, Kit BK, Orpana H, *et al.* Association of all-cause mortality with overweight and obesity using standard body mass index categories: a systematic review and meta-analysis. JAMA. 2013; 309: 71-82.
15. Bonsignore MR, McNicholas WT, Montserrat JM, *et al.* Adipose tissue in obesity and obstructive sleep apnoea. Eur Respir J. 2012; 39: 746-67.
16. Calle EE, Rodríguez C, Walker-Thurmond K, *et al.* Overweight, obesity, and mortality from cancer in a prospectively studied cohort of U.S. adults. N Engl J Med. 2003; 348: 1625-38.
17. Almendros I, Montserrat JM, Ramírez J, *et al.* Intermittent hypoxia enhances cancer progression in a mouse model of sleep apnoea. Eur Respir J. 2012; 39: 215-7.
18. Almendros I, Montserrat JM, Torres M, *et al.* Intermittent hypoxia increases melanoma metastasis to the lung in a mouse model of sleep apnea. Respir Physiol Neurobiol. 2013; 186: 303-7.
19. Young T, Finn L, Peppard PE, *et al.* Sleep disordered breathing and mortality: eighteen-year follow-up of the Wisconsin sleep cohort. Sleep. 2008; 31: 1071-8.
20. Martínez-García M-A, Campos-Rodríguez F, Catalán-Serra P, *et al.* Cardiovascular mortality in obstructive sleep apnea in the elderly: role of long-term continuous positive airway pressure treatment: a prospective observational study. Am J Respir Crit Care Med. 2012; 186: 909-16.
21. Campos-Rodríguez F, Peña-Griñán N, Reyes-Núñez N, *et al.* Mortality in obstructive sleep apnea-hypopnea patients treated with positive airway pressure. Chest. 2005; 128: 624-33.
22. Christensen AS, Clark A, Salo P, *et al.* Symptoms of sleep disordered breathing and risk of cancer: a prospective cohort study. Sleep. 2013; 36: 1429-35.
23. Nieto FJ, Peppard PE, Young T, *et al.* Sleep-disordered breathing and cancer mortality: results from the Wisconsin Sleep Cohort Study. Am J Respir Crit Care Med. 2012; 186: 190-4.

24. Campos-Rodríguez F, Martínez-García MA, Martínez M, *et al*. Association between obstructive sleep apnea and cancer incidence in a large multicenter Spanish cohort. Am J Respir Crit Care Med. 2013; 187: 99-105.

25. Martínez-García M, Campos-Rodríguez F, Durán J, *et al*. Association between sleep apnoea and cancer mortality. Longitudinal muticenter study in 5,467 patients from the Spanish cohort. Eur Respir J. 2012; 40 (Suppl 56): 709s.

26. Redline S, Quan SF. Sleep apnea: a common mechanism for the deadly triad – cardiovascular disease, diabetes, and cancer? Am J Respir Crit Care Med. 2012; 186: 123-4.

27. Campos-Rodríguez F, Martínez-García MA, Martorell-Calatayud A, *et al*. Association between markers of aggressiveness of malignant cutaneous melanoma and sleep disordered-breathing. Eur Respir J. 2013; 50 (Suppl 56): 56s.

28. Peppard PE, Young T, Barnet JH, *et al*. Increased prevalence of sleep-disordered breathing in adults. Am J Epidemiol. 2013; 177: 1006-14.

29. Martínez-García MA, Campos-Rodríguez F, Farré R. Sleep apnoea and cancer: current insights and future perspectives. Eur Respir J. 2012; 40: 1315-7.

30. Peppard PE, Nieto FJ. Here come the sleep apnea-cancer studies. Sleep. 2013; 36: 1409-11.

31. Yu L, Hales CA. Long-term exposure to hypoxia inhibits tumor progression of lung cancer in rats and mice. BMC Cancer. 2011; 11: 331.

32. Berger S, Aronson D, Lavie P, *et al*. Endothelial progenitor cells in acute myocardial infarction and sleep-disordered breathing. Am J Respir Crit Care Med. 2013; 187: 90-8.

33. Lavie L, Lavie P. Ischemic preconditioning as a possible explanation for the age decline relative mortality in sleep apnea. Med Hypotheses. 2006; 66: 1069-73.

Capítulo 3

Importancia de la evaluación de la hiperrespuesta bronquial en el asma

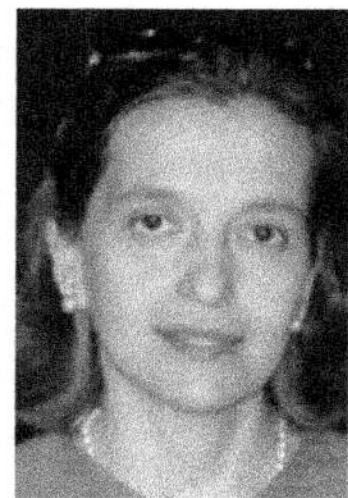

C. CISNEROS

Servicio de Neumología
Hospital Universitario
    de La Princesa
Madrid

Dirección para correspondencia
Carol9199@yahoo.es

Sinopsis

La hiperrespuesta bronquial constituye el trastorno fisiológico más relevante de la enfermedad asmática. Su estudio mediante las diferentes pruebas de provocación bronquial se reduce, en la práctica clínica, a la determinación de la sensibilidad o umbral de respuesta (PC_{20}) por la alta sensibilidad que tiene para descartarla. Sin embargo, en su estudio existen otros aspectos relevantes que pueden resultar de interés.

1 Introducción

Según las actuales guías para el manejo del asma (GEMA),[1] ésta se define como una «enfermedad inflamatoria respiratoria crónica en cuya patogenia intervienen diversas células y mediadores de la inflamación, condicionada en parte por factores genéticos y que cursa con una hiperrespuesta bronquial y una obstrucción variable del flujo aéreo, total o parcialmente reversible, ya sea por la acción medicamentosa o de forma espontánea».

La hiperrespuesta bronquial constituye un fenómeno complejo y de origen multifactorial que se encuentra presente en diferentes procesos que afectan a las vías respiratorias, aunque es característica del asma bronquial. Viene definida por la existencia de una contracción bronquial exagerada ante estímulos de diversa naturaleza, que en condiciones normales no desencadenan dicha respuesta, y se compone a su vez de dos aspectos diferenciados, hipersensibilidad e hiperreactividad, que pueden determinarse mediante la curva dosis-respuesta obtenida en las diferentes pruebas de provocación bronquial.[2]

Las pruebas de provocación bronquial permiten verificar la presencia o ausencia de hiperrespuesta bronquial. Pueden realizarse con una amplia variedad de estímulos, y se clasifican, según el estímulo utilizado, en específicas (alérgenos o agentes ocupacionales) e inespecíficas (agentes farmacológicos o estímulos físicos). Las pruebas de provocación bronquial no específicas se dividen a su vez en directas e indirectas, según sea el mecanismo mediante el cual el estímulo empleado induce la broncoconstricción. Así, los estímulos directos incluyen aquellos fármacos que actúan de manera directa sobre las células efectoras, fundamentalmente el músculo liso bronquial, mientras que los estímulos indirectos son los que actúan sobre células capaces de liberar mediadores que, a su vez, provocan broncoconstricción.[2]

En los últimos años han cobrado cada vez mayor importancia las pruebas de provocación bronquial con estímulos indirectos, como la adenosina, el ejercicio, la hiperventilación isocápnica y el manitol,[3,4] pues parecen reflejar mejor lo que ocurre en la clínica. Así mismo, se han publicado diversos trabajos que intentan aportar algo de luz sobre la imperfecta relación existente entre los fenómenos de inflamación-remodelación presentes en el asma y el fenómeno de la hiperrespuesta bronquial.

Hoy sabemos que el grado de hiperrespuesta bronquial se correlaciona parcialmente con la gravedad clínica del asma y con marcadores de inflamación, aunque no de manera muy estrecha. Influyen también los cambios estructurales, la disfunción neurorreguladora y los factores hereditarios.[5] También sabemos que el tratamiento antiinflamatorio mejora el control del asma y reduce la hiperrespuesta bronquial, pero no la elimina del todo.[1]

2 Principios fisiológicos de la hiperrespuesta bronquial

2.1 Factores determinantes de la hiperrespuesta bronquial

Se entiende por hiperrespuesta bronquial el estrechamiento excesivo que tiene lugar en la luz del bronquio producido por la contracción del músculo liso presente en su pared, tras la exposición a determinados estímulos de diversa naturaleza que en condiciones normales no desencadenan dicho estrechamiento.[6]

Sabemos que la hiperrespuesta bronquial es muy compleja y que sus mecanismos determinantes no son del todo conocidos, pero se han relacionado tanto con aspectos inherentes al sujeto (predisposición genética) como con alteraciones estructurales en la propia mecánica ventilatoria pulmonar y la presencia de factores de exposición medioambiental, tales como la atopia y el tabaquismo.[6] En el caso del asma, el origen de la hiperrespuesta bronquial parece fundamentarse principalmente en el proceso inflamatorio característico de ésta, aunque no sería el único.[7]

Cada vez más se profundiza en el estudio del fenómeno denominado «remodelación bronquial», presente en las vías respiratorias de los sujetos con asma. Así, se ha visto que la hiperrespuesta bronquial se deriva de los cambios estructurales que experimenta el tracto respiratorio como consecuencia de lo que se conoce como «ciclo inflamación-remodelación».[8-11]

2.2 Componentes de la hiperrespuesta bronquial

En la práctica, la hiperrespuesta bronquial no es más que la habilidad incrementada para desarrollar una respuesta broncoconstrictora. Sabemos que está compuesta por dos hechos bien definidos: la sensibilidad y la reactividad. Por una parte existe una mayor sensibilidad, es decir, se desencadena una respuesta con una concentración menor que la normal (este hecho es el que diferenciaría a un sujeto asmático de otro que no lo es, y por tanto es la característica fundamental por la que en la práctica clínica se utilizan las pruebas de provocación bronquial). Por otra parte, existe una mayor reactividad, o lo que es lo mismo, una caída o descenso del volumen espiratorio máximo en el primer segundo (FEV1) más acusada que en un sujeto normal, lo que traduce una respuesta exagerada o una mayor contracción (que nos hablaría de una mayor o menor gravedad, o intensidad de la respuesta, y por ende de la patología subyacente). Pero también, aunque sabemos que la inflamación está en la base de la génesis de la hiperrespuesta bronquial, la relación entre ambas es imperfecta; en palabras de Perpiñá:[10] «la presencia de la primera no resulta ni necesaria ni suficiente para el desarrollo de la segunda».

Por tanto, debe existir un mecanismo para la hiperrespuesta bronquial en los sujetos asmáticos que no se encuentra en los sanos, y que sería el causante del componente de «hipersensibilidad» (o la existencia de contracción ante concentraciones de estímulo más bajas que en condiciones de normalidad); pero además, debe haber otro mecanismo que explique los cambios que se producen en la hiperrespuesta bronquial en los sujetos asmáticos en los diferentes periodos de evolución de la enfermedad, que a su vez sería el causante del componente de «hiperreactividad» (entendido como el desarrollo de una mayor respuesta contráctil)[11] (véase la figura 1).

Se han propuesto como mecanismos de la hipersensibilidad: *a)* modificaciones en el número o la afinidad de los receptores a estímulos que desencadenan contracción; *b)* alteraciones en el metabolismo o la absorción de estos estímulos, y *c)* factores locales que favorezcan el acceso del ligando al receptor. En el caso de la hiperreactividad, se debería a modificaciones en el comportamiento o las propiedades del tejido excitable, como el aumento de la cantidad de músculo, la existencia de factores que favorecen el acortamiento o alteraciones de la maquinaria contráctil.[12,13]

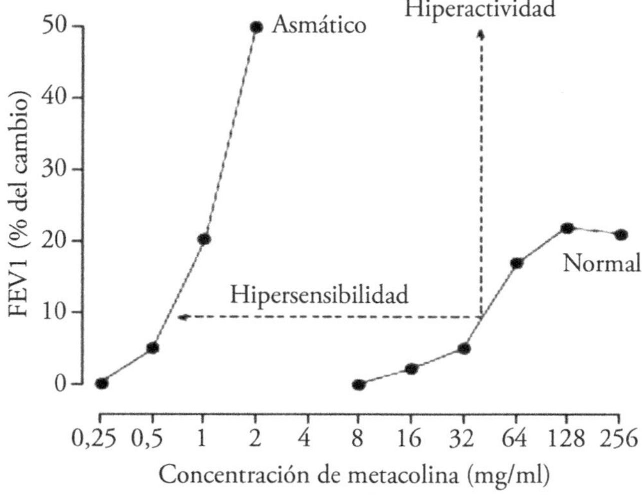

Figura 1. Cambios en el FEV1 producidos tras la inhalación de concentraciones crecientes de metacolina en un sujeto sano y en un asmático. El desplazamiento hacia la izquierda de la curva obtenida en el asmático refleja la hipersensibilidad, y su mayor pendiente refleja la hiperreactividad. (Tomada de ref. 10.)

Para entender mejor los factores que contribuyen al desarrollo de la hiperrespuesta bronquial se ha propuesto un modelo simplificado dividido en dos componentes: el componente «persistente» y el componente «variable».[14] En este modelo, al componente persistente se le atribuyen los cambios estructurales en la vía aérea derivados de la remodelación que tiene lugar en aquellos sujetos con un asma más grave y de más larga evolución. Dichos cambios producirían una alteración de la arquitectura de las vías aéreas, engrosándolas, disminuyendo su distensibilidad y estrechándolas, lo que provocaría un mayor grado de constricción y cierre ante un estímulo contráctil. Al otro componente, el variable, se le atribuye una relación con los fenómenos de inflamación que son variables en el tiempo y están influenciados por diversos factores o desencadenantes (alérgenos, infecciosos, tratamientos). No obstante, dichos componentes estarían interrelacionados o serían dependientes entre sí como parte del ciclo de inflamación-remodelación (véase la figura 2).

Existen algunos estudios interesantes que abordan esta cuestión. Niimi *et al.*[15] encuentran diferencias en cuanto a la sensibilidad y la reactividad de la vía aérea según el número de eosinófilos en el esputo inducido y el engrosamiento de la pared bronquial medido por tomografía computarizada de tórax. En su estudio, la sensibilidad bron-

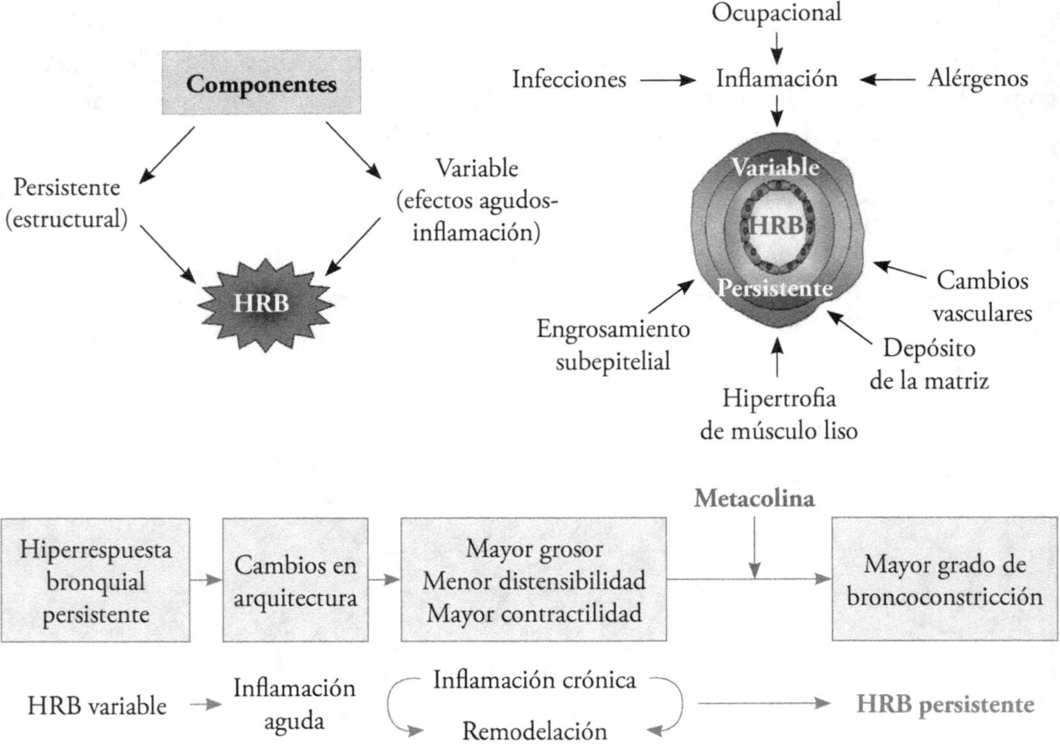

Figura 2. Factores que intervienen en el componente persistente y variable de la hiperrespuesta bronquial. (Modificada de ref. 12.)

Medida	Directos	Indirectos
Contracción del músculo liso	++++	++
Calibre de la vía	++++	±
Inflamación	++	++++
Dosis necesaria	Baja	Alta
Limitación de dosis	No	Sí
Sensibilidad	Alta	Baja
Especificidad	Pretest	Alta
Diagnóstico	Excluye	Confirma, específico para AIE

Tabla 1. Características comparativas de los estímulos (directos e indirectos) utilizados en las pruebas de provocación bronquial. AIE: asma inducida por ejercicio. (Modificada de ref. 13.)

quial se correlaciona con el número de eosinófilos en el esputo inducido y no con el engrosamiento de la pared bronquial, mientras que la reactividad bronquial se correlaciona con el engrosamiento de la pared bronquial y no con el número de eosinófilos en el esputo inducido. Estos autores concluyen que, a diferencia de lo que se creía, la existencia de un engrosamiento de la pared del bronquio derivada de la remodelación bronquial vendría a constituir algo así como un mecanismo defensivo frente a una excesiva broncoconstricción.

Se ha sugerido que el efecto causado por los estímulos directos (que producen broncoconstricción actuando directamente sobre las células implicadas, músculo liso, independientemente de la presencia de inflamación) se relacionaría más con los cambios estructurales de la pared bronquial, que vendrían a traducir o a identificar el componente persistente achacable a la hiperrespuesta bronquial. Por otro lado, los estímulos indirectos (que actuarían estimulando células que mediante otros mediadores provocarían indirectamente la broncoconstricción, en presencia de inflamación) traducirían mejor el denominado componente variable de la hiperrespuesta bronquial[14] (véase la tabla 1).

3 Medida de la respuesta en las pruebas de provocación bronquial

3.1 *Análisis de la curva dosis-respuesta y su expresión*

El estudio de la hiperrespuesta bronquial se lleva a cabo relacionando la intensidad del estímulo y la respuesta observada mediante la construcción de una curva de dosis-respuesta. Esta curva no es más que la representación en escala semilogarítmica de la dosis o concentración del fármaco empleado, en el eje de abscisas, y de la respuesta obtenida, en el eje de ordenadas. Para estudiar los diferentes aspectos de su forma, sensibilidad, reactividad y respuesta máxima, se realiza un análisis.[3]

3.1.1   *Umbral o sensibilidad*

La respuesta broncoconstrictora se mide generalmente mediante la PD_{20} (o PC_{20}), que expresa la dosis (o concentración) de fármaco capaz de provocar un descenso en el FEV1 del 20 %. Se ha elegido este punto de corte porque representa una caída dos veces superior al coeficiente de variación intrasujeto del FEV1.[16]

El cálculo de la PD_{20} se realiza mediante la ecuación:

$$PD_{20} = \text{Antilog} \; \frac{(20\text{-}R_1) \times (\log D_2 - \log D_1)}{R_2 - R_1} + \log D_1,$$

donde D_1 es la dosis previa a la caída del FEV1, D_2 es la primera dosis con una caída del FEV1 $\geq 20\%$, R_1 es el porcentaje de caída del FEV1 después de D_1, y R_2 es el porcentaje de caída del FEV1 después de D_2.

Según sea la PD_{20} o PC_{20} obtenida, la hiperrespuesta bronquial puede clasificarse en normal, dudosa, leve y moderada-grave, aunque existen diferencias a este respecto según las distintas normativas. Se considera una prueba negativa o normal cuando la PC_{20} es > 16 mg/ml.[13] La expresión de la hiperrespuesta bronquial mediante la PD_{20} o PC_{20} muestra el umbral o sensibilidad de la vía aérea, es decir, la dosis o concentración mínima que desencadena una respuesta excesiva, pretendiendo así discriminar entre sujetos con y sin hiperrespuesta bronquial. En general se entiende la PD_{20} como sinónimo de hiperreactividad, cuando en realidad indica «hipersensibilidad».

En la práctica clínica se utilizan las pruebas de provocación bronquial en el diagnóstico del asma para medir la sensibilidad bronquial (PD_{20} o PC_{20}), buscando diferenciar a los sujetos con o sin hiperrespuesta bronquial, y es un procedimiento bien estandarizado.[13] Sin embargo, las pruebas de provocación bronquial tienen otras utilidades no bien exploradas en la práctica habitual, quizá por desconocimiento, quizá por la creencia de que resultan costosas y de que consumen demasiado tiempo. Pero lo cierto es que, en el mismo procedimiento en que se determina la sensibilidad, puede determinarse fácilmente la reactividad, que nos aporta información adicional sobre la realidad del asma, ya que la PD_{20} no siempre resulta ser el parámetro más adecuado para valorar, por ejemplo, la gravedad del asma, puesto que no mide la intensidad de la respuesta y mantiene una relación imprecisa con su expresión clínica.[17,18]

3.1.2 Reactividad

Cuando se desea investigar los mecanismos productores de hiperrespuesta bronquial, o se pretende establecer comparaciones entre distintas curvas, la curva de dosis-respuesta requiere un análisis más exhaustivo, en el cual no se considere un único punto sino una evaluación integrada de la totalidad de puntos de la curva. Así, podría describirse de una manera más fiable y útil la broncomotricidad de la vía aérea. Por ello, hace tiempo que se propuso estudiar no sólo la dosis umbral sino también la pendiente de la curva o «reactividad».

El grupo de Woolcock describió el índice de distribución normalizada (iPDR) para el estudio de la pendiente de la curva.[19] Este parámetro ofrecía un enfoque adicional a la PD_{20}, y además podía obtenerse en la mayoría de los sujetos (incluso en aquellos en que no era posible cuantificar la PD_{20} por no presentar una caída del FEV1 suficiente). Además, discriminaba mejor a los sujetos según sus antecedentes respiratorios. En general, el análisis de la reactividad bronquial determina la pendiente con la cual se produce la caída del FEV1 ante el aumento consecutivo de la dosis del fármaco broncoconstrictor. Así, la expresión «hiperreactividad bronquial» se aplicaría a los pacientes con una curva de dosis-respuesta de pendiente muy pronunciada (véase la figura 1).

En las últimas décadas se han propuesto diversos índices de reactividad bronquial. Todos ellos miden la pendiente de caída de la curva de dosis-respuesta, aunque de diferentes maneras.

O'Connor *et al.*[20] describieron el índice *dose-response slope* (DRS), que corresponde a la pendiente de la recta cuyo origen es el porcentaje de caída del FEV1 posdiluyente y cuyo final es la respuesta a la dosis final o a la dosis que produce una caída del FEV1 > 20 %:

$$DRS = \% \text{ descenso FEV1 / dosis acumulada final.}$$

El tercero de los parámetros propuestos en la medida de la reactividad es el índice continuo de respuesta (CIR), que normaliza la expresión anterior, ya que es el logaritmo de la DRS:[21]

$$CIR = \log DRS.$$

Por último, se ha propuesto el índice de reactividad bronquial (BRI), que constituye otra forma de expresar la reactividad:[21]

$$BRI = 10 + (\log \% \text{ descenso FEV1 / dosis acumulada final}).$$

No obstante, existen discrepancias en la literatura sobre la forma más idónea de medir la reactividad y la sensibilidad de las vías aéreas, así como sobre la relación entre ambas.[22,23] Se ha visto que el análisis de estos índices valora mejor la intensidad de la broncoconstricción, así como la gravedad del asma, aunque hay controversia en cuanto a su capacidad para discriminar entre sujetos asmáticos y no asmáticos.[24]

García-Río *et al.*[25] han descrito su utilidad como medida complementaria al análisis de la sensibilidad bronquial en la identificación de enfermos con asma entre los sujetos con hiperrespuesta bronquial. En su estudio, el BRI resultó ser predictor para el diagnóstico de asma con un punto de corte de 11,76, alcanzando una sensibilidad del 87,2 % y una especificidad del 80 %. También se evaluó la relación entre los parámetros inflamatorios y los índices de reactividad bronquial, y se demostró que el BRI, calculado tanto con respecto al FEV1 basal como al posdiluyente, se relacionaba con la cifra de eosinófilos en sangre periférica, tanto en los sujetos con hiperrespuesta bronquial como en los que no la presentaban. Si tenemos en cuenta que los eosinófilos son las células inflamatorias por excelencia de la inflamación que tiene lugar en el asma, estos resultados podrían sugerir que el BRI reflejaría mejor el estado inflamatorio de las vías aéreas que la PC_{20}. Así mismo, estudiaron la relación que podría tener la hiperrespuesta bronquial con los parámetros del estrés oxidativo, y observaron que los valores del monóxido de carbono espirado (COex) eran superiores en los sujetos con hiperreactividad que en aquellos que tenían una respuesta negativa a la provocación con histamina.[26] En este estudio se encontró una relación inversamente proporcional entre los valores del COex y el grado de sensibilidad o umbral de respuesta a la histamina (PC_{20}), y directamente proporcional con los tres índices de reactividad bronquial (BRI, CIR y DRS), aunque tan sólo el CIR se identificó como variable independiente relacionada con el COex en el análisis de regresión múltiple escalonada.

En otro estudio realizado por nuestro grupo[27] se evaluó la relación existente entre dichos índices y la calidad de vida relacionada con la salud (CVRS). Se demostró que en los pacientes con asma estable la reactividad bronquial a la metacolina, expresada mediante los índices de reactividad bronquial, guarda una mejor correlación con la CVRS que la sensibilidad, expresada en términos de PD_{20} (véase la figura 3). Así mismo, no se hallaron diferencias estadísticamente significativas en cuanto a la sensibilidad (PD_{20}) según la gravedad del asma, mientras que sí se encontraron cuando se analizó la reactividad (con el BRI). La PD_{20} sólo mostró correlación significativa con el dominio «estímulos ambientales» del *Asthma Quality of Life Questionnaire* (AQLQ), mientras que los diferentes índices de reactividad bronquial (DRS, CIR y BRI) presentaron una correlación estadísticamente significativa con prácticamente todos los dominios de los cuestionarios de CVRS. Los índices de reactividad bronquial alcanzaron valores más altos en los pacientes con asma más grave, pero no ocurrió así con la sensibilidad (PD_{20}). Se concluye que la reactividad guarda una mejor correlación con la CVRS que la sensibilidad bronquial, y que los asmáticos con hiperrespuesta bronquial tienen peor CVRS que los que no tienen hiperrespuesta, lo que sugiere que la medida de estos índices podría resultar más útil en el seguimiento de los pacientes con asma estable.

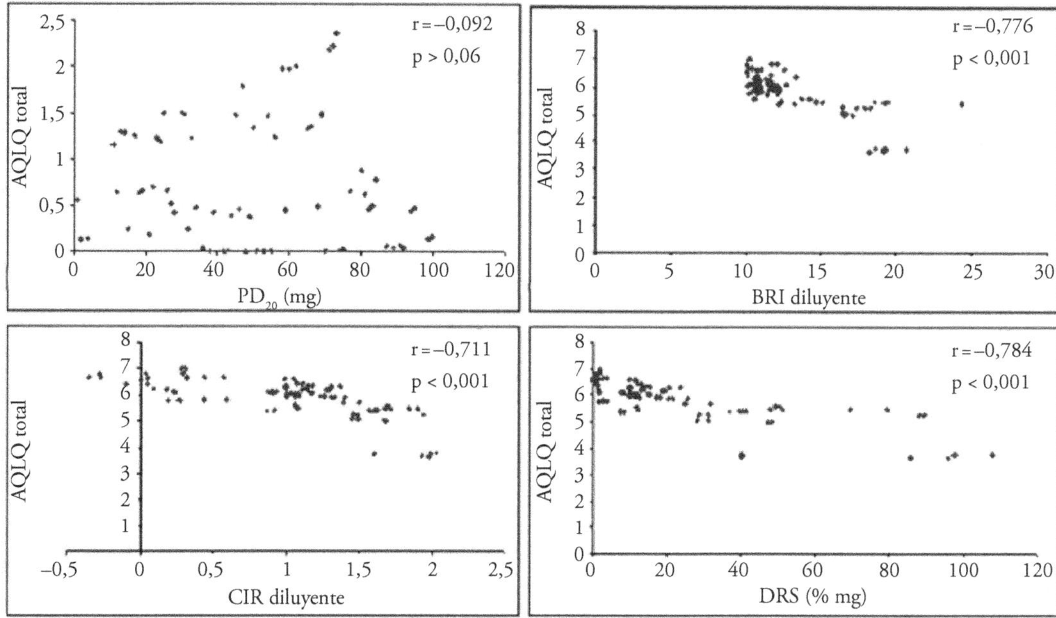

Figura 3. Gráficas de dispersión. Correlación entre la puntuación total del AQLQ con los diferentes índices de reactividad bronquial. r = coeficiente de correlación de Pearson.[26]

Por tanto, defendemos que la medición de dichos índices, como parte del estudio de la hiperrespuesta bronquial de los pacientes con asma, podría resultar más útil en su valoración y seguimiento clínico, sobre todo teniendo en cuenta la facilidad con que se obtienen dichos índices, sin suponer incremento alguno en coste ni tiempo, tanto para el clínico como para el paciente.

3.1.3 Respuesta máxima

El último aspecto que puede evaluarse en el estudio de la hiperrespuesta bronquial es la respuesta máxima. En las curvas de dosis-respuesta se acepta la existencia de una meseta *(plateau)* cuando no se objetivan caídas de FEV1 > 5 % después de las tres dosis de metacolina más altas. El nivel de la meseta viene dado por el grado de obstrucción al cual se detecta la respuesta máxima, y se calcula mediante la media aritmética de las caídas del FEV1 en los puntos que forman la curva de dosis-respuesta. En la práctica clínica habitual, la utilización de la respuesta máxima resulta muy difícil, ya que se necesitan dosis altas de fármaco y la provocación suele suspenderse cuando la caída del FEV1 se sitúa en torno al 60 %. Así, una respuesta máxima ausente o elevada se interpreta como una posible broncoconstricción grave.

Bibliografía

1. Plaza V. Guía española para el manejo del asma. GEMA. Arch Bronconeumol. 2009; 45 (Supl 7): 2-35.
2. Cisneros C, Segrelles G, Martínez A. Provocación bronquial inespecífica. En: García Río F, Gómez Mendieta MA, directores. XVIII Monografía Neumomadrid. Exploración funcional respiratoria. Madrid: Ergón; 2011. pp. 87-99.
3. Joos GF, O'Connor B. Indirect airway challenges. Eur Respir J. 2003; 21: 1050-68.
4. Anderson SD. Provocative challenges to help diagnose and monitor asthma: exercise, methacholine, adenosine and mannitol. Curr Opin Pulm Med. 2008; 14: 39-45.
5. O'Byrne PM, Inman MD. Airway hyperresponsiveness. Chest. 2003; 123: 411S-416S.
6. Pellicer Ciscar C. Estudio de la hiperrespuesta bronquial. Estímulos directos. En: Perpiñá Tordera M, García-Río F, editores. Curso SEPAR de FMC en asma. Curso 2. Madrid: Sanitaria; 2000, 2006. p. 35-49.
7. Brusasco V, Crimi E, Pellegrino R. Airway responsiveness in asthma: not just a matter of airway inflammation. Thorax. 1998; 53: 992-8.
8. James AL, Paré PD, Hogg JC. The mechanics of airway narrowing in asthma. Am Rev Respir Dis. 1989; 139: 242-6.
9. Wang L, McParland BE, Paré PD. The functional consequences of structural changes in the airways. Implications for airway hiperresponsiveness in asthma. Chest. 2003; 123: 356S-362S.
10. Perpiñá M. HRB en el asma. Patogenia y medición. Arch Bronconeumol. 2004; 40 (Supl 5): 8-13.
11. Perpiñá Tordera M. Repercusión clínica y funcional. En: Sobradillo Peña V, Viejo Bañuelos JL, editores. Inflamación y remodelado en los procesos obstructivos respiratorios. Madrid: Medical & Marketing Communications; 2003. p. 83-95.
12. Sterk PJ, Bel EH. Bronchial hyperresponsiveness: the need for a distinction between hypersensitivity and excessive airway narrowing. Eur Respir J. 1989; 2: 267-74.
13. Perpiñá M, García Río F, Álvarez FJ, Cisneros C, Compte L, Entrenas LM, et al. Normativa sobre el estudio de la hiperrespuesta bronquial inespecífica en el asma. Arch Bronconeumol. 2013; 49: 432-46.
14. Busse WW. The relationship of airway hyperresponsiveness and airway inflammation. Airway hyperresponsiveness in asthma: its measurement and clinical significance. Chest. 2010; 138 (2 Suppl): 4S-10S.
15. Niimi A, Matsumoto H, Takemura M, Ueda T, Chin K, Mishima M. Relationship of airway wall thickness to airway sensitivity and airway reactivity in asthma. Am J Respir Crit Care Med. 2003; 168: 983-88.
16. Valencia Rodríguez A, Casán Clará P, Perpiñá Tordera M, Sebastián Gil MD. Normativa para los tests de provocación bronquial inespecífica. Disponible en: http://www.separ.es/doc/publi caciones/normativa/normativa_004.pdf
17. Cockcroft DW, Killian DN, Mellon JJA, Hargreave FE. Bronchial reactivity to inhaled histamine: a method and clinical survey. Clin Allergy. 1977; 7: 235-43.
18. Josephs LK, Gregg Y, Mulle MA, HolgatemST. Nonspecific bronchial reactiviy and its relationship to the clinical expression of asthma. A longitudinal study. Am Rev Respir Dis. 1989; 140: 350-7.
19. Peat JK, Salomé CM, Berry G, Woolcock AJ. Relation of dose-response slope to respiratory symptoms in a population of Australian schoolchildren. Am Rev Respir Dis. 1991; 144: 663-7.
20. O'Connor G, Sparrow D, Taylor D, Segal M, Weiss S. Analysis of dose-response curves to methacholine. An approach suitable for population studies. Am Rev Respir Dis. 1987; 136: 1412-7.
21. Burrows B, Sears MR, Flannery EM, Herbison GP, Holdaway MD. Relationships of bronchial responsiveness assessed by methacholine to serum IgE, lung function, symptoms, and diagnoses in 11-year-old New Zealand children. J Allergy Clin Immunol. 1992; 90: 376-85.
22. Perpiñá M, Pellicer C, Marco V. Sensibilidad y reactividad bronquial en los sujetos asmáticos: su interrelación y significado. Arch Bronconeumol. 1986; 22: 223-6.

23. Prieto L, Bertó JM, López San Martín M, Peris A. Hiperrespuesta bronquial inespecífica. Análisis de la relación entre sensibilidad, reactividad y respuesta maxima. Arch Bronconeumol. 1993; 29: 57-63.

24. Cockcroft DW, Berscheid BA. Slope of the dose-response curve: usefulness in assessing bronchial responses to inhaled histamine. Thorax. 1983; 38: 55-61.

25. García-Río F, Mediano O, Ramírez M, Viñas A, Alonso A, Álvarez-Sala R, *et al.* Usefulness of bronchial reactivity analysis in the diagnosis of bronchial asthma in patients with bronchial hyperresponsiveness. Respir Med. 2004; 98: 199-204.

26. Ramírez M, García-Río F, Viñas A, Prados C, Pino JM, Villamor J. Relationship between exhaled carbon monoxide and airway hyperresponsiveness in asthmatic patients. J Asthma. 2004; 41: 109-16.

27. Cisneros C, García-Río F, Romera D, Villasante C, Girón R, Ancochea J. Bronchial reactivity indices are determinants of health-related quality of life in patients with stable asthma. Thorax. 2010; 65: 795-800.

Capítulo 4

Hipertensión arterial pulmonar: presente y futuro de una enfermedad poco conocida

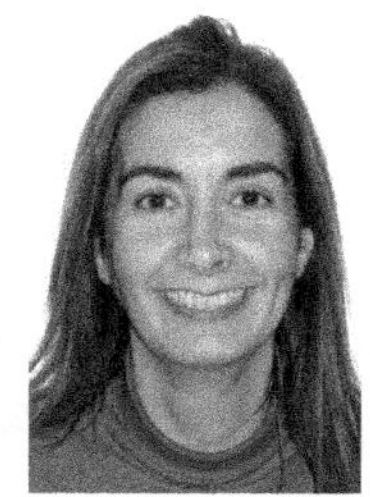

I. Blanco

**Servicio de Neumología y Alergia
    Respiratoria
Laboratorio de Función Pulmonar
    (Centro Diagnóstico Respiratorio)
Hospital Clínic de Barcelona
Institut d'Investigacions Biomèdiques
    August Pi i Sunyer
Barcelona**

Dirección para correspondencia
iblanco2@clinic.ub.es

Sinopsis

La hipertensión arterial pulmonar es una enfermedad que afecta a las pequeñas arterias pulmonares y que se caracteriza por la obliteración gradual de su luz y por su remodelado. Se traduce en un aumento progresivo de la resistencia vascular pulmonar que finalmente termina en una insuficiencia ventricular derecha y la muerte del paciente. La resonancia magnética es una técnica emergente que evalúa mejor el ventrículo derecho. Los tratamientos actuales mejoran la enfermedad sin modificar su curso; por ello, las nuevas terapias van dirigidas a corregir dicho remodelado vascular pulmonar.

1 Presente

1.1 Concepto y definición

La circulación pulmonar es un sistema de baja resistencia y gran distensibilidad, que acomoda todo el caudal cardíaco con unas presiones intravasculares mucho menores que las de la circulación sistémica. Grandes variaciones del flujo sanguíneo pulmonar, como las que ocurren durante el ejercicio, apenas producen un aumento de la presión intravascular pulmonar. La presión arterial pulmonar (PAP) varía con la altitud. El límite superior de la normalidad de la PAP media en reposo es de 20 mmHg.[1] Se considera que existe hipertensión pulmonar (HP) cuando la PAP media es ≥ 25 mmHg. Valores de PAP media en reposo entre 21 y 24 mmHg son clínicamente inciertos.

La repercusión clínica más importante de la HP es el aumento del trabajo del ventrículo derecho. Pequeños incrementos de presión no suelen tener repercusión hemodinámica. Sin embargo, cuando el aumento de la presión es muy grande, en especial si es agudo, el ventrículo derecho puede llegar a fracasar y producirse la muerte.

1.2 Nomenclatura y clasificación

La clasificación de la HP ha cambiado con el tiempo. Actualmente se divide en cinco categorías (véase la tabla 1): *1)* hipertensión arterial pulmonar (HAP); *2)* HP asociada a enfermedad cardíaca izquierda; *3)* HP asociada a enfermedades respiratorias o a hipoxemia; *4)* HP tromboembólica crónica, y *5)* HP de causa no aclarada o multifactorial.

1.3 Hipertensión arterial pulmonar

1.3.1 Formas de presentación clínica

Dentro de la HAP se incluyen distintas formas: la idiopática, la hereditaria, la debida al consumo de fármacos y la asociada a otros procesos (infección por el virus de la in-

1. Hipertensión arterial pulmonar
   1.1. Idiopática
   1.2. Hereditaria (mutación gen BMPR2, ALK 1, ENG, SAMD 9, CAV1, KCNK3, otras)
   1.3. Inducida por fármacos y tóxicos
   1.4. Asociada a:
      • Enfermedades del tejido conectivo
      • Infección por VIH
      • Hipertensión portal
      • Cardiopatía congénita
      • Esquistosomiasis
1'. Enfermedad venooclusiva pulmonar y hemangiomatosis capilar pulmonar
1". Hipertensión pulmonar persistente del recién nacido

2. Hipertensión pulmonar asociada a enfermedad cardíaca izquierda
   2.1. Disfunción sistólica del ventrículo izquierdo
   2.2. Disfunción diastólica del ventrículo izquierdo
   2.3. Enfermedad valvular
   2.4. Obstrucción congénita/adquirida del tracto de salida del corazón izquierdo

3. Hipertensión pulmonar asociada a enfermedades respiratorias o a hipoxemia
   3.1. Enfermedad pulmonar obstructiva crónica
   3.2. Neumopatías intersticiales
   3.3. Otras enfermedades pulmonares con alteración ventilatoria mixta
   3.4. Trastornos respiratorios durante el sueño
   3.5. Hipoventilación alveolar
   3.6. Exposición crónica a grandes alturas
   3.7. Anomalías del desarrollo

4. Hipertensión pulmonar asociada a enfermedad tromboembólica crónica

5. Hipertensión pulmonar de causa no aclarada o multifactorial
   5.1. Trastornos hematológicos: anemias hemolíticas crónicas, procesos mieloproliferativos, esplenectomía
   5.2. Enfermedades sistémicas: sarcoidosis, histiocitosis X, linfangioleiomiomatosis, neurofibromatosis, vasculitis
   5.3. Trastornos metabólicos: enfermedades del depósito de glucógeno, enfermedad de Gaucher, enfermedades tiroideas
   5.4. Otras: mediastinitis fibrosante, obstrucción tumoral, insuficiencia renal crónica en hemodiálisis, hipertensión pulmonar segmentaria

Tabla 1. Nomenclatura y clasificación de la hipertensión pulmonar. (Adaptada de ref. 2.)

munodeficiencia humana [VIH], enfermedad del tejido conectivo, hipertensión portal, etc.). La etiopatogenia, los hallazgos anatomopatológicos y las características clínicas, así como los métodos diagnósticos y el tratamiento, son comunes para la mayoría de estas formas de HAP.

La enfermedad venooclusiva pulmonar y la hemangiomatosis capilar pulmonar tienen un marcado componente venular, pero la presentación clínica es similar a la de la HAP, por lo que están incluidas dentro de esta misma categoría.

1.3.2 Hipertensión arterial pulmonar idiopática

El diagnóstico de la HAP idiopática es de exclusión. Para establecerlo deben descartarse los factores de riesgo o las condiciones clínicas que pueden producir o asociarse a HP (VIH, enfermedad cardíaca congénita, enfermedad del tejido conectivo, enfermedad hepática, anorexígenos, aceite de colza, anfetaminas, interferón, etc.). La HAP es muy poco frecuente. Su incidencia en la población general se estima en 3,7 casos nuevos por cada millón de habitantes y año,[3] de los cuales un 36 % pertenece a la forma idiopática. La enfermedad suele presentarse entre la tercera y la cuarta décadas de la vida. La distribución por razas es homogénea y es más frecuente en las mujeres.

1.3.2.1 Anatomía patológica

Los cambios anatomopatológicos en las arterias pulmonares en las distintas formas de HAP, incluida la idiopática, se caracterizan por la proliferación de la capa íntima, la hipertrofia de la capa media, el aumento de la adventicia, la obliteración de las arterias pequeñas y, en ocasiones, fenómenos de vasculitis y cambios en las paredes de las venas pulmonares. También pueden observarse lesiones plexiformes, que están formadas por la proliferación de canales endoteliales rodeados de miofibroblastos, células musculares lisas y tejido conectivo (véase la figura 1).

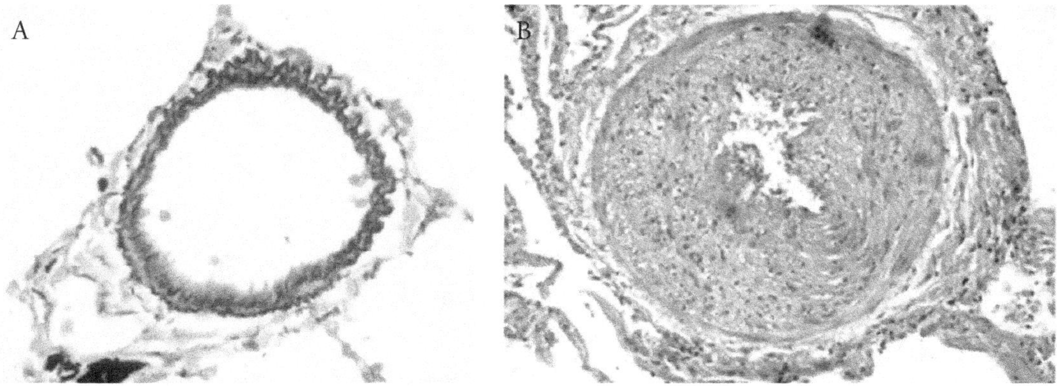

Figura 1. Características anatomopatológicas de la circulación pulmonar. A) Arteria pulmonar normal. B) Arteria pulmonar de un paciente con hipertensión pulmonar en la que se observa una marcada hipertrofia de las capas íntima y muscular, que condiciona una notable disminución del calibre de la luz vascular.

1.3.2.2   Etiopatogenia

- Factores genéticos: en el 6 % de los casos de HAP idiopática existen antecedentes familiares de la enfermedad, que se transmite siguiendo un patrón de herencia autosómica dominante con penetrancia incompleta. En la actualidad, estos casos se consideran como una HAP de tipo familiar. Se han descrito mutaciones potencialmente causantes de la enfermedad en el gen del receptor II de las proteínas morfogénicas del hueso (BMPR-II), que forma parte de la vía de señalización del factor de crecimiento transformante beta. Al menos el 70 % de las familias con HAP familiar presentan mutaciones en este gen, y por el momento se han descrito más de 140 mutaciones distintas. De todos modos, por la escasa penetrancia de la enfermedad, se estima que deben existir factores adicionales de naturaleza genética o ambiental para que se desarrolle este trastorno.

- Disfunción endotelial: el endotelio desempeña un papel fundamental en la regulación del tono vascular y en el control de la proliferación celular. En condiciones fisiológicas existe un equilibrio entre la síntesis endotelial de agentes vasodilatadores y antiproliferativos, como la prostaciclina y el óxido nítrico (NO), y los agentes vasoconstrictores y mitógenos celulares, como el tromboxano A2 y la endotelina-1. En la HAP idiopática existe un aumento de la excreción de tromboxano A2 y una disminución de la expresión de las sintasas de la prostaciclina y del NO. La producción pulmonar de endotelina-1 está incrementada, así como su expresión en el endotelio pulmonar. Todo ello indica que el mecanismo fisiopatológico más importante en la HAP es la disfunción endotelial, causada por un estímulo externo en individuos genéticamente susceptibles. El desequilibrio en la síntesis de los mediadores endoteliales favorece el aumento del tono y el desarrollo de las lesiones estructurales en el lecho vascular.[4]

1.3.2.3   Cuadro clínico

- Anamnesis: los síntomas más frecuentes son la disnea de esfuerzo, el síncope o presíncope con el esfuerzo, el dolor torácico, la fatiga y el edema periférico. Debido a la poca especificidad de estos síntomas y a su aparición gradual, a menudo el diagnóstico se establece tardíamente. El síncope y el dolor torácico con el ejercicio orientan a una mayor limitación del gasto cardíaco. Es necesario interrogar sobre los factores de riesgo asociados a la HP, así como acerca de los antecedentes familiares y el uso de fármacos. Es importante definir en qué medida la enfermedad limita las actividades de la vida diaria. Para ello se utiliza la escala de clase funcional de la New York Heart Association (NYHA) modificada, que tiene utilidad pronóstica y terapéutica y en el seguimiento clínico de los enfermos.[5]

- Exploración física: los signos físicos más frecuentes son el refuerzo o desdoblamiento del segundo tono cardíaco, el frémito palpable en el borde esternal izquierdo, el soplo sistólico de insuficiencia tricuspídea y el soplo diastólico de insuficiencia pulmonar. Cuando existe disfunción del ventrículo derecho se observa un aumento de la presión venosa yugular, una elevación de la onda 'v' del pulso yugular, ingurgitación yugular, reflujo hepatoyugular, edemas maleolares, hepatomegalia y, en ocasiones, ascitis.

- Pruebas complementarias: los objetivos de las pruebas diagnósticas en los pacientes en que se sospecha una HP son determinar el tipo de hipertensión, identificar sus posibles causas y valorar la gravedad.[5] Las pruebas más importantes son:

  - *Determinaciones analíticas:* deben realizarse estudios de función hepática y tiroidea, serología para el VIH y análisis de anticuerpos asociados a enfermedades del tejido conectivo.

  - *Radiografía de tórax:* habitualmente se aprecia un ensanchamiento de las arterias pulmonares principales y de sus ramas proximales, con disminución de la vascularización periférica. Es frecuente el aumento de tamaño de la silueta cardíaca por crecimiento de las cavidades derechas. Sin embargo, la radiografía de tórax puede ser normal.

  - *Electrocardiograma (ECG):* es anormal en el 90 % de los casos. Los hallazgos más comunes son la desviación del eje del QRS hacia la derecha, los signos de hipertrofia del ventrículo derecho, con ondas R monofásicas en V1 y ondas S persistentes en V5-V6, los signos de sobrecarga del ventrículo derecho, con inversión de la onda T en las derivaciones precordiales derechas, el bloqueo de la rama derecha y el crecimiento auricular derecho.

  - *Ecocardiograma:* la ecocardiografía con técnica Doppler es imprescindible, porque permite estimar de una manera no invasiva la presión de la arteria pulmonar, valorar las características de las cavidades cardíacas derechas y descartar una cardiopatía como origen de la HP. Suele observarse dilatación e hipertrofia del ventrículo derecho. El ventrículo izquierdo suele ser de tamaño reducido, con un ligero aumento del grosor del tabique interventricular, que puede estar aplanado y con movimiento paradójico. En la mayoría de los casos existe insuficiencia tricuspídea, lo cual permite calcular el gradiente de presión sistólica existente entre la aurícula derecha y el ventrículo derecho a partir de la velocidad pico del flujo de regurgitación transtricuspídea. A partir de este cálculo se estima la presión sistólica de la arteria pulmonar.

– *Gammagrafía pulmonar:* la gammagrafía pulmonar con macroagregados de albúmina marcados con tecnecio 99 debe realizarse en todos los pacientes con HP a fin de descartar una enfermedad tromboembólica. En la mayoría de los casos de HAP la gammagrafía pulmonar es normal, aunque en ocasiones pueden observarse pequeños defectos subsegmentarios parcheados. Si el resultado de la gammagrafía es dudoso, debe realizarse una angiografía por tomografía computarizada (angio-TC) torácica o una arteriografía pulmonar, para descartar con certeza un proceso tromboembólico.

– *Exploración funcional respiratoria:* permite evaluar la repercusión de la HP sobre la función pulmonar y detectar una enfermedad respiratoria como causa de la HP. La alteración más frecuente es la disminución de la capacidad de difusión del monóxido de carbono (CO). También puede observarse un trastorno restrictivo de grado moderado, con descenso de las capacidades vital y pulmonar total. En la gasometría arterial suele haber hipoxemia e hipocapnia.

– *Tomografía computarizada de tórax:* se recomienda una TC de alta resolución (TCAR) cuando se sospeche neumopatía intersticial, enfermedad venooclusiva o hemangiomatosis capilar pulmonar.

– *Pruebas respiratorias de esfuerzo:* la medición objetiva de la tolerancia al esfuerzo puede realizarse con pruebas sencillas (prueba de la marcha de los 6 minutos) o complejas (prueba de esfuerzo cardiopulmonar). Habitualmente se utiliza la prueba de la marcha de los 6 minutos, dado que sus resultados se correlacionan con el pronóstico, la hemodinámica y la clase funcional. En la prueba de esfuerzo cardiopulmonar se observa una reducción de la carga tolerada, del consumo pico de oxígeno, del umbral láctico, del pulso de oxígeno y de la eficiencia ventilatoria.

– *Estudio hemodinámico pulmonar:* es la principal prueba diagnóstica en la HP, pues confirma la enfermedad, proporciona información sobre su gravedad y pronóstico, y permite evaluar el grado de reversibilidad de la hipertensión. Su realización es imprescindible, al menos para establecer el diagnóstico de HP. Durante el cateterismo debe valorarse el grado de reversibilidad de la hipertensión mediante la prueba de la reactividad vascular pulmonar, en la que se estudian los cambios hemodinámicos agudos producidos por vasodilatadores de acción rápida (NO inhalado o prostaciclina intravenosa). El resultado de la prueba determina el plan terapéutico.

1.3.2.4   Diagnóstico

La eficiencia del tratamiento de la HP depende en buena medida de que se diagnostique lo más pronto posible. En el proceso diagnóstico se distinguen varias fases: *1)* sospecha; *2)* detección; *3)* identificación de la clase y el tipo, y *4)* evaluación y diagnóstico (véase la tabla 2).[6] La herramienta fundamental para la detección de la HP es el ecocardiograma con técnica Doppler: si la velocidad máxima de regurgitación tricuspídea es < 2,8 m/s puede descartarse la existencia de HP, y por el contrario, si es ≥ 3,4 m/s y no existe una

Sospecha	Síntomas, signos y antecedentes indicativos de HP ECG y radiografía de tórax compatibles o normales
Detección	Ecocardiograma transtorácico (ETT)

Identificación de clase y tipo	– ETT (valvulopatía o cardiopatía izquierda, cardiopatías congénitas)
	– ETT con solución salina agitada (cortocircuito intracardíaco o extracardíaco)
	– Prueba funcional respiratoria: espirometría forzada, volúmenes pulmonares estáticos, capacidad de difusión de CO y gasometría arterial
	– Gammagrafía pulmonar de ventilación y perfusión
	– Análisis general y determinación de:
	  - Función tiroidea
	  - Función hepática
	  - Cribado de autoinmunidad: anticuerpos antinucleares, anti-DNA, anti-centrómero, anticardiolipina y anti-U1-RNP
	  - Serología para VIH y virus de las hepatitis B y C
	
	Opcionales:
	– TCAR de tórax
	– Angio-TC helicoidal de tórax
	– Ecografía abdominal
	– Estudio del sueño
	– Arteriografía pulmonar selectiva si HP tromboembólica crónica
	– Ecocardiograma transesofágico

Evaluación y diagnóstico	– Diagnóstico hemodinámico:
	  - Estudio hemodinámico pulmonar
	  - Prueba vasodilatadora aguda
	– Capacidad de ejercicio
	  - Prueba de marcha de 6 minutos
	  - Prueba de esfuerzo cardiopulmonar (opcional)

Tabla 2. Proceso diagnóstico de la hipertensión pulmonar.

cardiopatía izquierda que lo justifique, debe remitirse a un centro experimentado en HP para la confirmación diagnóstica y el inicio del tratamiento.[7]

1.3.2.5 Pronóstico

El pronóstico de la HAP sin tratamiento no es bueno. La supervivencia media después del diagnóstico de los pacientes con una HAP idiopática es de unos 2,8 años. La probabilidad de supervivencia se relaciona inversamente con los valores de la PAP y la presión de la aurícula derecha, y directamente con el índice cardíaco. También son factores asociados a la supervivencia la saturación de oxígeno en la sangre venosa mezclada, la clase funcional, la tolerancia al ejercicio y la respuesta a los vasodilatadores. Las principales causas de muerte en los pacientes con HAP idiopática son la insuficiencia cardíaca derecha (63 %), la muerte súbita (7 %) y la neumonía (7 %).

1.3.2.6 Tratamiento

- Medidas generales: debe advertirse a los pacientes que limiten su actividad física, que eviten los fármacos que pueden agravar la HP (descongestionantes nasales, beta-bloqueantes) y que sigan una dieta sin sal. Asimismo, debe insistirse acerca de una contracepción efectiva en las mujeres, debido a que la sobrecarga hemodinámica que representa el embarazo, y sobre todo el posparto inmediato, puede producir la muerte de la madre. Igualmente debe proporcionarse soporte psicosocial y prevenir las infecciones respiratorias mediante las vacunas de la gripe y antineumocócica.

- Fármacos inespecíficos:

  - *Anticoagulantes:* la supervivencia de la HAP mejora con el uso a largo plazo de anticoagulantes. Debe mantenerse un *International normalized ratio* (INR) entre 1,8 y 2,5.

  - *Diuréticos:* son útiles para disminuir el edema periférico, la congestión venosa sistémica y la congestión hepática; deben usarse en dosis bajas con el fin de evitar la diuresis excesiva y vigilando la función renal.

  - *Oxigenoterapia:* a pesar de que la oxigenoterapia ha demostrado reducir la resistencia vascular pulmonar en los pacientes con HAP, ésta se administra únicamente en caso de hipoxemia grave, cuando la presión arterial de oxígeno (PaO_2) es < 60 mmHg.

– *Antagonistas del calcio:* están indicados en los pacientes que presentan una respuesta significativa en la prueba de la reactividad vascular pulmonar. Este tipo de respuesta sólo se observa en el 13 % de los casos.[8] Los fármacos más comúnmente empleados son el nifedipino y el diltiazem en dosis altas. Entre los efectos adversos se incluyen la hipotensión arterial, los edemas maleolares y la hipoxemia.

• Fármacos específicos: los fármacos actualmente disponibles con acción sobre la función endotelial, que pueden ejercer una acción antiproliferativa sobre la pared de los vasos pulmonares, son los prostanoides, los antagonistas de los receptores de la endotelina-1, los inhibidores de la fosfodiesterasa-5 y los activadores de la guanilato ciclasa[9,10] (véase la figura 2).

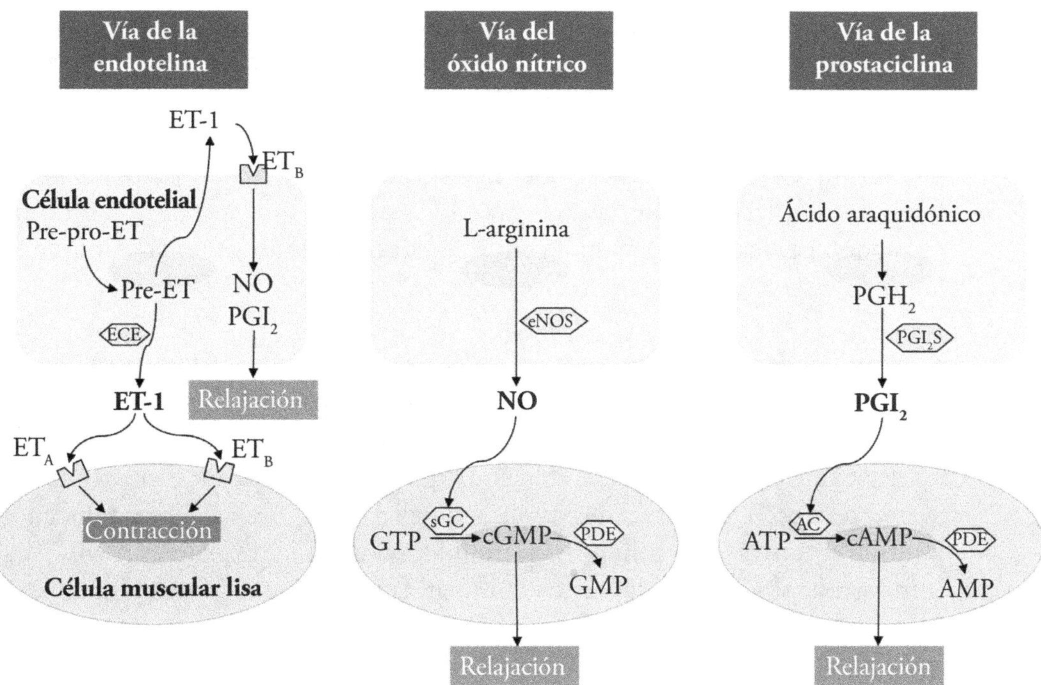

Figura 2. Principales vías implicadas en la regulación del tono vascular pulmonar. AC, adenilato ciclasa; AMP, adenosina monofosfato; ATP, adenosina trifosfato; cAMP, AMP cíclico; cGMP, GMP cíclico; ECE, enzima convertidora de la endotelina; eNOS, óxido nítrico sintasa endotelial; ET, endotelina; ETA, receptor de la endotelina A; ETB, receptor de la endotelina B; GMP, monofosfato de guanosina; GTP, guanosina trifosfato; iPDE-5, inhibidores de la fosfodiesterasa-5; NO, óxido nítrico; PDE, fosfodiesterasa; PGH2, prostaglandina H₂; PGI2, prostaciclina; PGI2S, prostaciclina sintasa; sGC, guanilato ciclasa soluble. Las sustancias con acción vasodilatadora también poseen un efecto antiproliferativo sobre la célula muscular lisa, mientras que los agentes vasoconstrictores promueven la proliferación de dicha célula.

— *Prostanoides:* la prostaciclina es una sustancia natural sintetizada por el endotelio con propiedades vasodilatadoras y antiproliferativas. Actualmente se dispone de una prostaciclina sintética (epoprostenol) y de preparados análogos que pueden administrarse por vía inhalatoria (iloprost) o subcutánea (treprostinil). Los prostanoides aumentan la supervivencia, mejoran la hemodinámica pulmonar, incrementan la tolerancia al ejercicio y alivian los síntomas en los pacientes con HAP grave. El epoprostenol debe administrarse en infusión intravenosa mediante una bomba de infusión continua, conectada a un catéter venoso central permanente. Los principales efectos adversos derivan del método de administración: mal funcionamiento de la bomba, infecciones del catéter y trombosis venosa. La interrupción brusca de la infusión del fármaco puede producir la muerte. Los efectos secundarios más comunes son el dolor mandibular, el eritema cutáneo, la diarrea y las artralgias. El iloprost tiene una vida media algo más prolongada que el epoprostenol y puede administrarse por vía intravenosa o en nebulización. El iloprost nebulizado tiene un efecto terapéutico similar al de la prostaciclina, tanto a corto como a largo plazo. Se administra en sesiones repetidas cada cuatro horas. Como efecto secundario más importante cabe destacar la posibilidad de síncopes. El treprostinil se administra por vía intravenosa o por vía subcutánea; esta última evita las complicaciones de un catéter intravenoso permanente. La interrupción del fármaco no da lugar a los síntomas que aparecen con el epoprostenol. El efecto adverso más común es la aparición de eritema y dolor en el lugar de inserción del catéter subcutáneo.

— *Antagonistas de los receptores de la endotelina-1:* la endotelina-1 tiene una potente acción vasoconstrictora y mitógena. Se une a dos tipos de receptores, A y B. La acción sobre ambos receptores en la célula muscular lisa es la que da lugar a los efectos deletéreos de la endotelina-1. Sin embargo, la unión de la endotelina-1 con los receptores tipo B presentes en la célula endotelial ejerce una acción vasodilatadora y antiproliferativa. El bosentán es un inhibidor dual de los receptores A y B que se administra por vía oral. Mejora los síntomas, la tolerancia al esfuerzo y la función del ventrículo derecho. El efecto indeseable más común es la elevación de las transaminasas hepáticas (10%), por lo que éstas deben monitorizarse regularmente. El ambrisentán es un inhibidor selectivo de los receptores A que presenta menos interacciones farmacológicas y menos toxicidad hepática (2%). Recientemente se ha publicado un estudio clínico con macitentán,[11] un nuevo antagonista dual de los receptores de la endotelina-1 que parece tener menos efectos secundarios sobre la biología hepática, cuyo empleo clínico está ya autorizado.

— *Inhibidores de la fosfodiesterasa-5:* la fosfodiesterasa-5 (PDE-5) inactiva el monofosfato de guanosina cíclico (cGMP) intracelular, por lo que su inhibición incrementa la concentración intracelular de cGMP y produce vasodilatación. La PDE-5 se expresa abundantemente en los vasos pulmonares. El sildenafilo es un inhibidor selectivo de la PDE-5 que se administra por vía oral. El tadalafilo es otro inhibidor de la PDE-5, de administración oral una sola vez al día. El empleo de inhibidores de la PDE-5 mejora la clase funcional, el perfil hemodinámico y la tolerancia al esfuerzo. Los efectos adversos más frecuentes son la hipotensión arterial, la cefalea, la dispepsia y el enrojecimiento cervicofacial.

— *Activadores de la guanilato ciclasa:* la guanilato ciclasa soluble se activa por la acción del NO y aumenta las concentraciones intracelulares de cGMP. El riociguat es el primer fármaco de una nueva clase de estimuladores de la guanilato ciclasa soluble, y los ensayos clínicos en fase III han demostrado su eficacia en el tratamiento de la HAP.[12]

• Procedimientos invasivos:

— *Trasplante pulmonar:* debe reservarse para los pacientes con HAP idiopática en clase funcional III o IV que no responden al tratamiento médico óptimo, incluida la administración intravenosa de epoprostenol. Actualmente se prefiere el trasplante bipulmonar. La mortalidad postrasplante es superior en la HAP que en otras indicaciones, por lo que se precisa una adecuada selección del enfermo y contemplar el trasplante como último recurso.[13]

— *Septostomía auricular:* consiste en la creación de un cortocircuito intracardíaco entre la aurícula derecha y la izquierda, con el objetivo de disminuir las presiones de llenado del ventrículo derecho en los pacientes con insuficiencia cardíaca derecha grave que no responden al tratamiento médico.[14] Puesto que el cortocircuito derecha-izquierda empeora la oxigenación arterial, los candidatos deben tener una saturación arterial de oxígeno (SaO_2) >90 % respirando aire ambiente. La mortalidad en relación al procedimiento es alta, por lo que sólo debe realizarse en centros con experiencia.[4]

• Algoritmo de tratamiento: en la figura 3 se muestra el algoritmo de tratamiento de los pacientes con una HAP en clase funcional II, III o IV. El tratamiento convencional incluye anticoagulantes, diuréticos, oxígeno, digoxina y eventualmente rehabilitación respiratoria. La administración de fármacos específicos se establece en función del resultado de la prueba de reactividad vascular pulmonar; si ésta es positiva, deben administrarse antagonistas del calcio a la dosis que ejerza la máxima acción vasodilatadora pulmonar con menos efectos adversos. La eficacia de dicho tratamiento debe reevaluarse a los 3-4 meses. En los pacientes con una prueba de

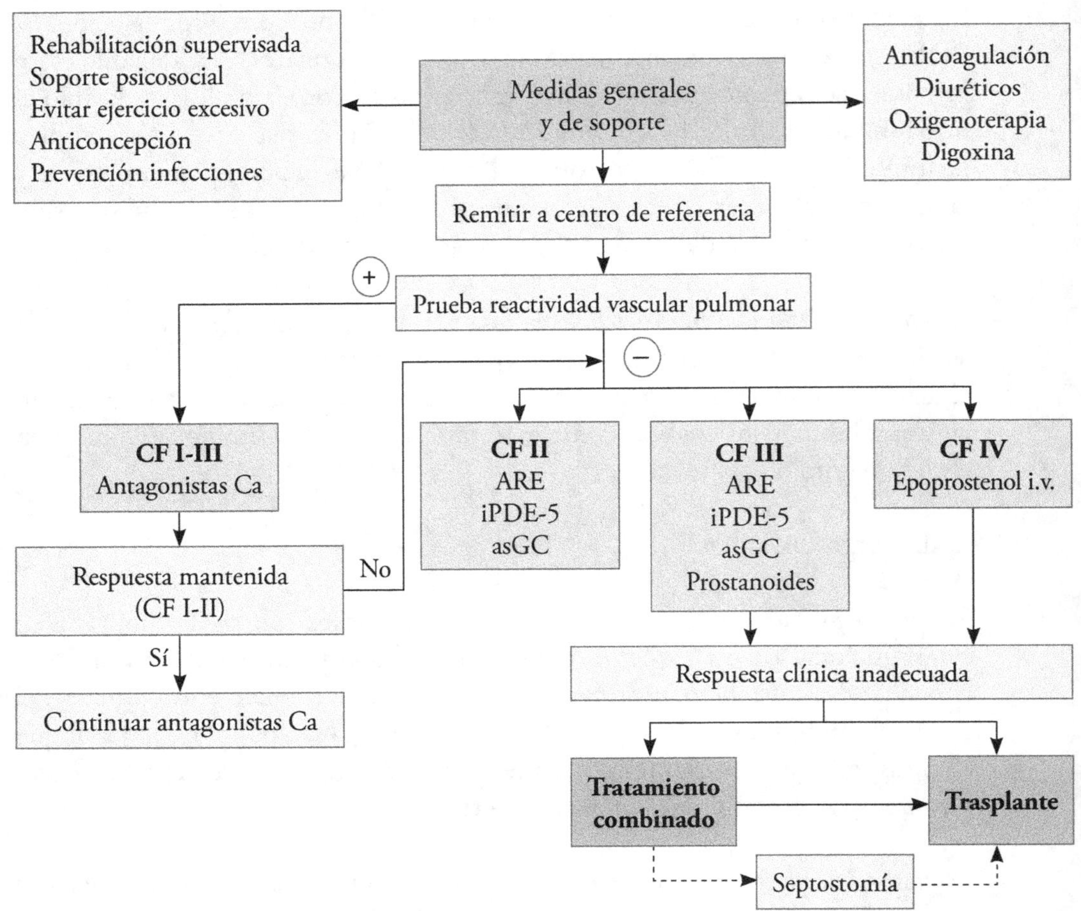

Figura 3. Algoritmo terapéutico de la hipertensión arterial pulmonar. El tratamiento se establece de acuerdo con el resultado de la prueba de reactividad vascular pulmonar, la clase funcional y la respuesta clínica. ARE, antagonistas de los receptores de la endotelina-1; iPDE-5, inhibidores de la fosfodiesterasa-5; asGC, activadores de la guanilato ciclasa soluble.

reactividad vascular pulmonar negativa en clase funcional II son eficaces los antagonistas de los receptores de la endotelina-1, los inhibidores de la PDE-5 y los activadores de la guanilato ciclasa soluble; en los pacientes en clase funcional III o IV, además de los fármacos orales pueden administrarse los prostanoides. Se recomienda iniciar el tratamiento con fármacos de fácil dispensación.[14] El tratamiento de elección de los pacientes en clase funcional IV es el epoprostenol intravenoso. En caso de que la evolución clínica no sea favorable se considerará la asociación de varios fármacos, el trasplante pulmonar o la septostomía auricular (véase la figura 3). Debido al elevado riesgo de morbimortalidad que conlleva esta enfermedad, el paciente debe seguir controles regulares en unidades especializadas, con el fin de establecer la pauta terapéutica más adecuada y valorar la respuesta clínica. Se considera que ésta es inadecuada cuando empeora la clase funcional o el estado hemodinámico, o se detecta una respuesta clínica inadecuada (persistencia de un gasto cardíaco bajo o de una presión auricular derecha aumentada) tras iniciar el tratamiento de la HAP.

2   Futuro

A pesar del gran avance que se ha producido en los últimos años en el manejo de la HAP, no podemos sentirnos totalmente satisfechos. El diagnóstico se sigue estableciendo en fases avanzadas de la enfermedad, generalmente en clase funcional III-IV, y las herramientas diagnósticas siguen siendo invasivas. Del mismo modo, aunque hemos prolongado la supervivencia de los pacientes y mejorado su calidad de vida, muchos siguen falleciendo directamente a causa de la enfermedad. El enorme incremento del conocimiento de su patogenia molecular nos ha permitido saber que, aunque la vasoconstricción es un factor importante, sobre todo al inicio, quizá los elementos clave sean el remodelado y la proliferación de algunos tipos celulares, y por ello los nuevos tratamientos deberían ir encaminados a corregir dichos procesos.

2.1   Diagnóstico

Las técnicas de imagen desempeñan un papel importante en el diagnóstico de la HAP. En la actualidad, el diagnóstico de confirmación es invasivo, cruento y no está exento de riesgos, pues requiere la colocación de un catéter central y el paso de un catéter de Swan-Ganz por las cavidades del corazón. La ausencia de técnicas habituales que permitan abordar los cambios estructurales y funcionales del ventrículo derecho es una de las principales limitaciones en el diagnóstico de la HAP. La resonancia magnética (RM) cardíaca proporciona información importante y valiosa que puede ayudar al clínico en el diagnóstico y el seguimiento de la HAP. La RM permite identificar alteraciones morfológicas del ventrículo derecho, puesto que se obtienen imágenes de alta resolución en cualquier plano sin necesidad de contraste. A su vez, permite el cálculo de los flujos sistémico y pulmonar, la estimación de cortocircuitos (de mucho interés en la HAP asociada a cardiopatías congénitas) y la medición del gasto cardíaco. Su utilización conjunta con el ECG permite obtener imágenes cardíacas en diferentes fases del ciclo, de modo que pueden hacerse mediciones exactas de la función, el volumen miocárdico y la masa de los ventrículos derecho e izquierdo.[15]

Con todo ello, la RM es el método idóneo para cuantificar la masa, los volúmenes, la fracción de eyección del ventrículo derecho y el gasto cardíaco. Se trata de una técnica cara, pero no invasiva y reproducible, y probablemente en un futuro no muy lejano se incluirá en el proceso diagnóstico de la enfermedad.

2.2   Tratamiento

El segundo gran reto en el manejo de la HP hace referencia al tratamiento. El algoritmo actual de tratamiento de la HAP incluye principalmente fármacos vasodilatadores. Sin embargo, a pesar de conseguir mejorar la hemodinámica pulmonar, la tolerancia al esfuerzo y la supervivencia, no se consigue la curación de la enfermedad y ésta sigue siendo progresiva. Pensamos que el futuro está en la identificación de fármacos con nuevos mecanismos de acción que reviertan los cambios fisiopatológicos.

Sabemos que la disfunción endotelial y el daño vascular son los causantes del desequilibrio entre vasoconstrictores (endotelina, tromboxano, serotonina) y vasodilatadores (prostaciclina, NO), favoreciendo a los primeros. Sin embargo, la proliferación de determinados grupos celulares también constituye un rasgo central de la patología de la HAP, aunque no pueda explicar por sí sola la remodelación vascular. Teniendo en cuenta estos mecanismos y el papel limitado de los vasodilatadores, últimamente se han realizado esfuerzos para encontrar alternativas terapéuticas para el tratamiento de la HAP con agentes antiproliferativos. Puesto que la proliferación celular constituye un rasgo característico de la enfermedad, los fármacos dirigidos a activar la apoptosis, así como los inhibidores de la proliferación, podrían ser nuevos mecanismos de actuación en el tratamiento de la HAP. En los últimos años, un número considerable de tratamientos experimentales han demostrado revertir la HAP en modelos animales mediante la inducción de la apoptosis y la inhibición de la proliferación, entre ellos los inhibidores de la elastasa, los inhibidores del receptor de crecimiento epidérmico, los inhibidores de la survivina e incluso fármacos con actividad frente a la tirosina cinasa, como el imatinib.[16]

La complejidad de la biología de la HAP ofrece muchas vías de señalización como objetivos para nuevas terapias. Sin embargo, la inhibición de una vía o la mejoría de un aspecto de la enfermedad, como por ejemplo la disminución de la presión sistólica del ventrículo derecho, están lejos de ser la base de un tratamiento prometedor en los seres humanos. Para crear una lista de los tratamientos que realmente podrían probarse en ensayos clínicos de fase I y II se requieren estudios exhaustivos en animales que incluyan criterios de valoración clínicamente relevantes.[17]

Con todo ello, esperamos un futuro esperanzador, en el cual los estudios emprendidos en los últimos años basados en un nuevo abordaje para el manejo de la enfermedad, tanto diagnóstico como terapéutico, incluyendo estudios genéticos, moleculares y clínicos, nos permitan no sólo mejorar el curso de la enfermedad sino llegar a su curación.

Bibliografía

1. Kovacs G, Berghold A, Scheidl S, Olschewski H. Pulmonary arterial pressure during rest and exercise in healthy subjects: a systematic review. Eur Respir J. 2009; 34: 888-94.
2. Simonneau G, Gatzoulis MA, Adatia I, Celermajer D, Denton C, Ghofrani A, et al. Updated clinical classification of pulmonary hypertension. JACC. 2013; 62: D34-41.
3. Escribano-Subias P, Blanco I, López-Meseguer M, López-Guarch CJ, Román A, Morales P, *et al.* Survival in pulmonary hypertension in Spain: insights from the Spanish registry. Eur Respir J. 2012; 40: 596-603.
4. Palevsky HI, editor. Clinics in chest medicine. Pulmonary arterial hypertension. Philadelphia, Pensylvania: Elsevier; 2007.
5. Galie N, Hoeper MM, Humbert M, Torbicki A, Vachiery JL, Barbera JA, *et al.* Guidelines for the diagnosis and treatment of pulmonary hypertension. Eur Respir J. 2009; 34: 1219-63.
6. Barberà JA, Escribano P, Morales P, Gómez MA, Oribe M, Martínez A, *et al.* Estándares asistenciales en hipertensión pulmonar. Documento de consenso elaborado por la Sociedad Española de Neumología y Cirugía Torácica (SEPAR) y la Sociedad Española de Cardiología (SEC). Arch Bronconeumol. 2008; 44: 87-99.
7. Hoeper MM, Bogaard HJ, Condliffe R, Frantz R, Khanna D, Kurzyna M, *et al.* Definitions and diagnosis of pulmonary hypertension. J Am Coll Cardiol. 2013; 62: D42-D50.
8. Sitbon O, Humbert M, Jais X, Ioos V, Hamid AM, Provencher S, *et al.* Long-term response to calcium channel blockers in idiopathic pulmonary arterial hypertension. Circulation. 2005; 111: 3105-11.
9. Galie N, Corris PA, Frost A, Girgis RE, Granton J, Jing ZC, *et al.* Updated treatment algorithm of pulmonary arterial hypertension. J Am Coll Cardiol. 2013; 62: D60-D72.
10. Humbert M, Sitbon O, Simonneau G. Treatment of pulmonary arterial hypertension. N Engl J Med. 2004; 351: 1425-36.
11. Pulido T, Adzerikho I, Channick RN, Delcroix M, Galie N, Ghofrani HA, *et al.* Macitentan and morbidity and mortality in pulmonary arterial hypertension. N Engl J Med. 2013; 369: 809-18.
12. Ghofrani HA, Galie N, Grimminger F, Grunig E, Humbert M, Jing ZC, *et al.* Riociguat for the treatment of pulmonary arterial hypertension. N Engl J Med. 2013; 369: 330-40.
13. Klepetko W, Mayer E, Sandoval J, Trulock EP, Vachiery JL, Dartevelle P, *et al.* Interventional and surgical modalities of treatment for pulmonary arterial hypertension. J Am Coll Cardiol. 2004; 43: 73S-80S.
14. Badesch DB, Abman SH, Simonneau G, Rubin LJ, McLaughlin VV. Medical therapy for pulmonary arterial hypertension: updated ACCP evidence-based clinical practice guidelines. Chest. 2007; 131: 1917-28.
15. Benza R, Biederman R, Murali S, Gupta H. Role of cardiac magnetic resonance imaging in the management of patients with pulmonary arterial hypertension. J Am Coll Cardiol. 2008;52:1683-92.
16. Hoeper MM, Barst RJ, Bourge RC, Feldman J, Frost AE, Galie N, *et al.* Imatinib mesylate as add-on therapy for pulmonary arterial hypertension: results of the randomized IMPRES study. Circulation. 2013; 127: 1128-38.
17. Stenmark KR, Meyrick B, Galie N, Mooi WJ, McMurtry IF. Animal models of pulmonary arterial hypertension: the hope for etiological discovery and pharmacological cure. Am J Physiol Lung Cell Mol Physiol. 2009; 297: L1013-32.

Capítulo 5
Biomarcadores en la enfermedad pulmonar obstructiva crónica: hacia una medicina personalizada

B. Alcázar

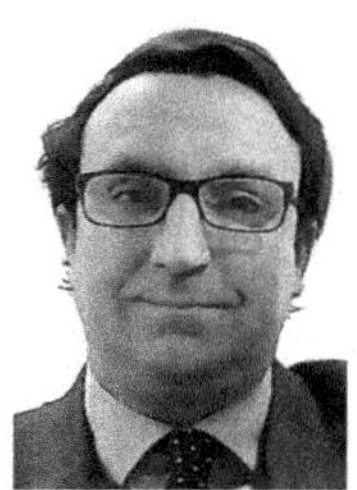

Hospital de Alta Resolución de Loja
Agencia Pública Empresarial
    Hospital de Poniente
Granada

Dirección para correspondencia
balcazar@telefonica.net

Sinopsis

El reconocimiento de la heterogeneidad de la enfermedad pulmonar obstructiva crónica (EPOC) ha llevado a cambiar la visión de esta enfermedad desde un punto de vista centrado exclusivamente en los valores de la función pulmonar por una visión más global, en la cual se valoran la función pulmonar, la intensidad de los síntomas, la aparición de exacerbaciones y las formas de presentación. La búsqueda de medios que puedan ayudar al clínico a definir mejor las características de la enfermedad en cada paciente, integrando todas estas variables para poder ofrecer una medicina más personalizada, es el camino a seguir en un futuro cada vez más presente, en particular con el desarrollo de la *Guía Española de la EPOC* (GesEPOC). En este ámbito, la búsqueda de biomarcadores que puedan informar acerca de los riesgos y de las posibilidades de modificación terapéutica supone un avance que debe ser bien evaluado antes de su inclusión en las guías de práctica clínica y en ensayos clínicos.

1 Introducción

La enfermedad pulmonar obstructiva crónica (EPOC) es un problema de salud pública en todo el mundo, tanto por su alta prevalencia (afecta al 10 % de la población adulta en España) como por ser la tercera causa de muerte, sólo por detrás de las enfermedades cardiovasculares y el cáncer, además de ser una de las causas más frecuentes de años de vida vividos con discapacidad.[1] Es una enfermedad producida por una reacción inflamatoria anómala del sistema respiratorio ante gases nocivos (principalmente el humo del tabaco), asociada a una obstrucción crónica al flujo aéreo que no es totalmente reversible, y caracterizada por la aparición de efectos extrapulmonares o sistémicos de la propia enfermedad.[2]

Aunque clásicamente la EPOC se ha valorado con las medidas de la función pulmonar (volumen espiratorio máximo en el primer segundo [FEV1]) que definen su gravedad y permiten predecir la mortalidad,[3] el valor del FEV1 por sí solo no muestra una buena correlación con la intensidad de los síntomas del paciente ni con el estado de salud.[4]

La EPOC se considera en la actualidad una enfermedad heterogénea y compleja, pues los pacientes muestran características muy distintas en cuanto a sintomatología, consumo de recursos sanitarios, intolerancia al ejercicio o respuesta al tratamiento para un mismo valor de obstrucción al flujo aéreo.[5] Esta heterogeneidad ha llevado al desarrollo de modelos de valoración de la gravedad y de pronóstico que no se basan exclusivamente en el valor del FEV1, como las escalas multidimensionales, que se han incorporado a las guías de práctica clínica nacionales e internacionales.[6] En este contexto, la búsqueda de un biomarcador o de una combinación de biomarcadores que pueda ayudar a definir las características de la enfermedad, tanto para el momento presente como para el riesgo futuro, puede ser de interés a la hora de valorar de una manera más integral e individualizada a cada paciente.

Un biomarcador se define como «una característica que puede ser medida de forma objetiva y evaluada como un indicador de un proceso biológico normal, de un proceso patológico o como un indicador de una respuesta farmacológica a una intervención terapéutica».[7] En la EPOC, un biomarcador suele hacer referencia a una molécula o material (celular o tisular) que refleja los procesos patológicos subyacentes, o bien que indica una respuesta a un tratamiento.

Idealmente, un biomarcador para la EPOC debería tener las siguientes características: poder determinarlo de manera sencilla y no invasiva, tener un método de detección que sea a la vez sensible y específico, así como reproducible entre distintos laboratorios, que se disponga de los resultados con rapidez para poder tomar decisiones terapéuticas, y que permita monitorizar la respuesta al tratamiento.

Esta revisión intenta ordenar los avances producidos en la búsqueda de biomarcadores para la EPOC, y esbozar las líneas de trabajo para el futuro.

2 Biomarcadores para la EPOC estable (véase la tabla 1)

2.1 *Biomarcadores asociados a riesgo de desarrollo de EPOC*

Aunque la EPOC es una enfermedad ligada directamente al consumo de tabaco, es reconocido que no todos los fumadores acaban desarrollándola, tal como han puesto de manifiesto diferentes estudios que han demostrado que aproximadamente el 25 % de los fumadores acabarán teniendo EPOC, lo que ha llevado a preguntarse sobre la susceptibilidad genética individual para su desarrollo. Por tanto, el hallazgo de un biomarcador que pudiera predecir el desarrollo de EPOC podría llevar a la detección de poblaciones de riesgo en las que las medidas preventivas deberían ser más intensas. El principal escollo que tiene este planteamiento es que en la actualidad no existe una definición de una fase subclínica de la enfermedad, y además no se dispone de tratamientos que hayan demostrado eficacia en este aspecto, salvo el abandono del consumo de tabaco.

Tal vez por este motivo son escasos los trabajos que han evaluado la utilidad de biomarcadores para el desarrollo de EPOC, aparte de los clásicos conocidos sobre los

	Gravedad	Progresión	Mortalidad	Exacerbación	Respuesta al tratamiento	Síntomas
Fibrinógeno	++	+	+++	++	++	+
PCR	++	+	++	++	+−	−
Leucocitos	−	−	+	+	−	−
CC-18	−	−	++	−	−	−
CC-16	−	+	−	−	−	−
Eosinófilos en esputo	−	−	−	++	++	++

Tabla 1. Resumen de los principales biomarcadores estudiados en la EPOC estable y su relación con distintos aspectos de la enfermedad.

valores bajos de función pulmonar en el comienzo de la edad adulta. Entre los pocos estudios realizados cabe destacar el estudio danés con pacientes mayores de 55 años, que demostró que la proteína C reactiva (PCR) se asociaba a un incremento del riesgo de aparición de EPOC.[8] Del mismo modo, en los participantes del estudio CARDIA se observó que la presencia de inflamación sistémica en fumadores de más de 10 paquetes al año a la edad de 32 años, medida mediante la PCR y el fibrinógeno, se asociaba a una mayor probabilidad de padecer EPOC (definida mediante el cociente entre el FEV1 y la capacidad vital forzada) a los 45 años, con una *odds ratio* de 1,53 para cada desviación estándar de la PCR.[9] Otros estudios han demostrado una asociación entre la PCR y el fibrinógeno y los valores del FEV1, pero no implican la probabilidad de desarrollo de EPOC. Por tanto, estos resultados podrían indicar que hay un subgrupo de fumadores más susceptibles al desarrollo de EPOC, aunque no justifican el empleo de la PCR ni del fibrinógeno como marcadores de riesgo de desarrollo de EPOC o de detección de fases subclínicas de la enfermedad.

2.2 Biomarcadores asociados a mortalidad

2.2.1 Proteína C reactiva

Hay dos importantes estudios que han explorado la relación entre la PCR y la mortalidad en la EPOC. El primero, el *Lung Health Study* (LHS),[10] incluyó 4.803 sujetos y encontró que los valores de la PCR en suero eran predictores de la mortalidad por cualquier causa incluso después de ajustar por posibles factores de confusión. Tanto la mortalidad por cáncer como por causa cardiovascular aumentó con la elevación de la PCR, al igual que el riesgo de enfermedad coronaria mortal y no mortal. Sin embargo, el riesgo de mortalidad por enfermedades respiratorias no aumentó con la elevación de la PCR. Debido a que este estudio se realizó en pacientes que cumplían los criterios de inclusión, sólo se incluyeron aquellos con EPOC leve a moderada y, por tanto, los resultados no son extrapolables a todos los pacientes con EPOC. El segundo estudio, el *Copenhagen City Heart Study,*[11] investigó la PCR en 1.302 sujetos con EPOC y halló que los valores basales de PCR eran mayores en los pacientes con EPOC que murieron por la enfermedad (4,3 frente a 2,3 mg/l), y este efecto predictivo de la PCR para la mortalidad fue independiente de fumar y de la función pulmonar.

2.2.2 Fibrinógeno

El fibrinógeno es una glucoproteína soluble de fase aguda, de síntesis hepática y relacionada con el proceso de la coagulación. Dos estudios han evaluado la asociación entre fibrinógeno y mortalidad, uno de ellos un metaanálisis[12] con más de 150.000 individuos en el cual los valores del fibrinógeno se asociaron a muerte por EPOC (riesgo relativo [RR]: 3,7 por cada incremento de 100 mg/dl de fibrinógeno). Posteriormente, un estudio realizado con dos cohortes norteamericanas[13] ha demostrado un incremento de la mortalidad en los pacientes con EPOC y valores de fibrinógeno elevados (RR: 1,54; intervalo de confianza del 95% [IC95 %]: 1,39-1,70), tras ajustar por variables de confusión.

2.2.3   *PARC/CCL18 (pulmonary and activation-regulated chemokine/CC chemokine ligand 18)*

CCL-18 es una proteína secretada predominantemente por el tejido pulmonar, expresada por los macrófagos y las células dendríticas, y aunque no se conoce su papel en la patogenia de la EPOC ha demostrado, en dos cohortes (ECLIPSE y LHS), que se encuentra elevada en la EPOC y que se relaciona con la hospitalización por causa cardiovascular y con la mortalidad.[14]

2.3   *Biomarcadores asociados a la actividad de la enfermedad*

Clásicamente, la actividad de la EPOC se ha relacionado con un deterioro de la función pulmonar más acentuado en un subgrupo de pacientes. Este dato ha sido valorado dentro del estudio ECLIPSE, que analizó los factores asociados a caídas pronunciadas del FEV1 a lo largo de 3 años de seguimiento. Entre los biomarcadores utilizados en el estudio, sólo CC16 (*Clara cell 16,* una neumoproteína producida de manera casi exclusiva por las células Clara y cuya principal función es proteger a los pulmones del daño oxidativo y de la carcinogénesis) demostró una débil correlación con la tasa de caída del FEV1 (por cada incremento en una desviación estándar de CC16 se produce un aumento en la tasa de caída del FEV1 de 4 ml al año).[15]

2.4   *Biomarcadores que predicen la respuesta al tratamiento*

2.4.1   *Eosinofilia en el esputo*

La aparición de eosinofilia en el esputo es un marcador de respuesta al tratamiento con corticosteroides inhalados, que son la medicación antiinflamatoria más ampliamente utilizada y más estudiada en la EPOC. En un ensayo clínico de diseño cruzado que incluyó 40 pacientes tratados con budesonida inhalada durante 4 semanas, la presencia de eosinofilia en el esputo (> 3 %) se asoció a una mejoría significativa del FEV1 con respecto al placebo, de aproximadamente 100 ml, acompañada de mejoras también significativas en la calidad de vida (medida con el *Chronic Respiratory Questionnaire*) y la disnea de los pacientes.[16] Otro estudio de similares características, con un número mayor de pacientes, obtuvo resultados similares en la función pulmonar.[17] Un trabajo más reciente incluyó 82 pacientes con EPOC que fueron aleatorizados para recibir tratamiento según las guías de práctica clínica o bien tratamiento antiinflamatorio dirigido a mantener una eosinofilia en el esputo < 3 %, con un seguimiento de 1 año. Los pacientes incluidos en la estrategia basada en el recuento celular del esputo tuvieron una disminución del 62 % (IC95 %: 5-72) en las exacerbaciones graves, aunque no se demostró una disminución del número total de agudizaciones entre los dos grupos.[18]

2.4.2   Óxido nítrico en el aire exhalado

En un pequeño número de estudios se ha utilizado el óxido nítrico en el aire exhalado (FeNO) como un biomarcador no invasivo de respuesta al tratamiento con corticosteroides inhalados. Un ensayo clínico aleatorizado con diseño cruzado de ocho semanas de duración, en el que se utilizó prednisona oral o placebo, demostró que los pacientes con FeNO > 30 ppb tenían una mayor respuesta a la prednisona según el FEV1 con respecto al placebo, sin que se produjeran cambios en el test de marcha de 6 minutos ni en la puntuación del *St. George's Respiratory Questionnaire* (SGRQ).[19] En un estudio más reciente, pero de diseño observacional, el FeNO era un marcador de la respuesta al tratamiento durante cuatro semanas con corticosteroides inhalados, medida mediante el incremento del FEV1 de más de 200 ml.[20]

2.4.3   Hiperrespuesta bronquial al manitol

La hiperrespuesta bronquial al manitol es un hallazgo fundamental del asma bronquial, y podría predecir la respuesta a los corticosteroides inhalados en la EPOC. Hasta la fecha, sólo un ensayo clínico aleatorizado de 16 semanas de duración que comparó budesonida frente a placebo ha demostrado que los pacientes con hiperrespuesta bronquial al manitol presentaban una mejoría de la calidad de vida medida mediante el SGRQ, sin que hubiera cambios significativos en el FEV1.[21]

3   Biomarcadores para la agudización de la EPOC (véase la tabla 2)

3.1   *Biomarcadores que predicen el riesgo de sufrir una agudización de la EPOC*

Las agudizaciones de la EPOC son uno de los eventos más importantes en la evolución de la enfermedad, ya que su aparición frecuente se asocia a peores desenlaces de salud,

	Diagnóstico	Etiología	Días de hospitalización	Mortalidad	Respuesta al tratamiento
PCR	++	+	+	+	+
Proadrenomodulina	+	+	++	++	−
Procalcitonina	+	++	++	++	+
NT-proBNP	−	−	++	+++	−
Troponina	−	−	++	+++	−
Eosinófilos	−	+++	−	−	+++

Tabla 2. Resumen de los principales biomarcadores estudiados en las agudizaciones de la EPOC y su relación con distintos aspectos de la enfermedad.

tanto en mortalidad como en deterioro de la calidad de vida y de la función pulmonar medida por el FEV1, así como a importantes costes para los sistemas sanitarios principalmente derivados de las hospitalizaciones.[22] Numerosos estudios han demostrado que las agudizaciones frecuentes definen un fenotipo de la EPOC que es estable en el tiempo, lo que sugiere que existen factores patogénicos distintos a los de otros pacientes que no tienen agudizaciones frecuentes.[23] Por tanto, la detección de biomarcadores que puedan predecir la predisposición a sufrir agudizaciones ayudaría a tratar de forma precoz a estos pacientes, mejorando los resultados de salud y los costes para los sistemas sanitarios.

Durante las agudizaciones de la EPOC se producen elevaciones de los marcadores de inflamación sistémica, que disminuyen con la evolución favorable. En un estudio realizado en más de 6.000 pacientes con EPOC de dos cohortes danesas se observó que la elevación de tres biomarcadores de inflamación sistémica (PCR, fibrinógeno y recuento de leucocitos) en fase estable predecía el desarrollo de exacerbaciones tras ajustar por numerosos factores de confusión, con un aumento del riesgo relativo de sufrir agudizaciones en 5 años de seguimiento de un 80 % (RR: 1,80; IC95 %: 1,4-2,2), incluso en aquellos pacientes con agudizaciones frecuentes.[24] En la cohorte ECLIPSE, dos estudios han demostrado que la presencia de varios biomarcadores de forma persistentemente elevada (los más frecuentes eran el recuento celular, el fibrinógeno, la interleucina 6 y la PCR) se asociaba a una mayor frecuencia de exacerbaciones.[25] En cambio, sólo el recuento de leucocitos era un factor asociado, en el análisis multivariado tras ajustar por otros factores de confusión, a la presencia de exacerbaciones frecuentes en los 3 años de seguimiento.[23] Por último, un estudio realizado en población española encontró una asociación

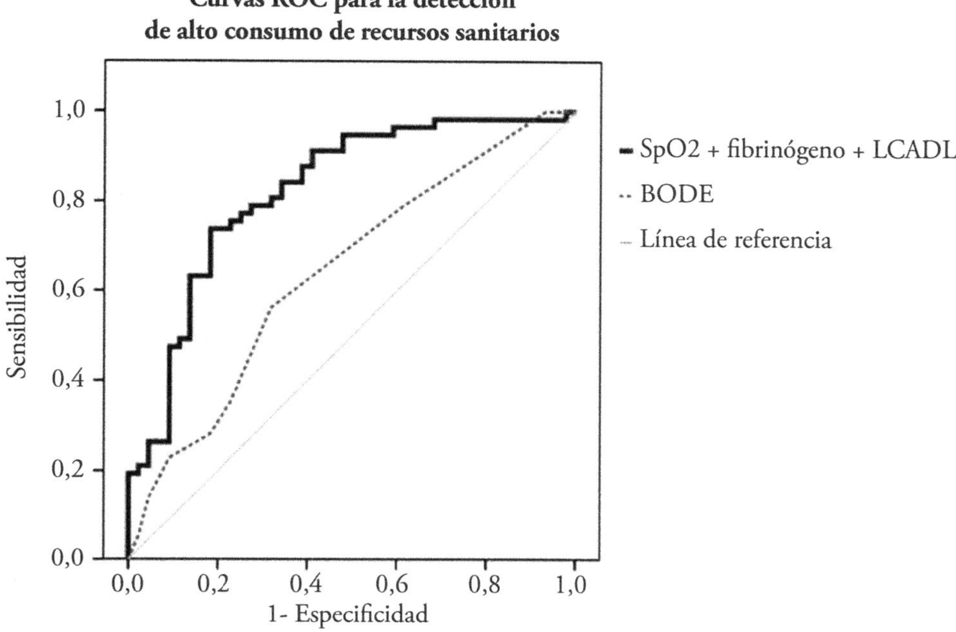

*Figura 1. Capacidad discriminativa del alto consumo de recursos sanitarios del índice BODE
frente a la combinación de biomarcadores (fibrinógeno y leucocitos), actividad física (London Chest Activities
of Daily Living) y SpO2 (saturación de oxígeno). (Tomada de ref. 26.)*

entre los marcadores de inflamación sistémica (fibrinógeno sérico y recuento de leucocitos) y el alto consumo de recursos sanitarios (véase la figura 1), mejorando la capacidad predictiva del índice BODE *(Body mass index, airflow Obstruction, Dysnea and Excercise capacity).*[26]

3.2   Biomarcadores pronósticos de una agudización de la EPOC

En los últimos años se han realizado numerosos estudios intentando demostrar la capacidad predictiva de mortalidad o de evolución desfavorable de una exacerbación. Podemos diferenciar dos grandes grupos de biomarcadores que han demostrado de forma constante una relación con los desenlaces de las exacerbaciones: *1)* los marcadores de la respuesta inflamatoria (PCR, proadrenomodulina y procalcitonina), que han demostrado asociación con la gravedad, la mortalidad y la estancia hospitalaria prolongada,[27] y *2)* los marcadores de daño miocárdico (fragmento N terminal del propéptido natriurético cerebral [NT-proBNP] y troponina), que se asocian a incrementos muy significativos de la mortalidad intrahospitalaria durante una agudización de la EPOC, añadiendo valor pronóstico a los factores clínicos clásicos.[28]

3.3 *Biomarcadores de respuesta al tratamiento durante una exacerbación de la EPOC*

Al igual que en las fases de estabilidad de la enfermedad, los pacientes con EPOC también presentan diferencias en el tipo de exacerbaciones que sufren, y probablemente la exacerbación puede ser un reflejo de la inflamación que presenta el paciente en fase estable.[29] Esta concepción surge a raíz de estudios de grupos biológicos que demuestran la existencia de fenotipos de exacerbaciones, y ha permitido realizar ensayos clínicos en los que el tratamiento dirigido mediante biomarcadores (como por ejemplo el porcentaje de eosinófilos en sangre periférica) demuestra unos mejores resultados de salud y menores tasas de fracasos terapéuticos.[30]

4 Biomarcadores y medicina personalizada

El reconocimiento de la EPOC como una enfermedad compleja y heterogénea ha cambiado la visión terapéutica previa, de modo que en la actualidad no se puede evaluar a los pacientes basándose en un único parámetro como clásicamente se hacía (el FEV1), sino que los médicos que atienden a estos pacientes tienen que tener en cuenta las numerosas variables (función pulmonar, síntomas, exacerbaciones previas, técnicas de imagen…) asociadas a resultados objetivos, e integrarlas de manera uniforme para poder llegar a propuestas como el «panel de control de la EPOC» de Agustí y MacNee.[31] En este proceso, la utilidad de determinados biomarcadores (con las características de estabilidad temporal, no invasividad, relación con vías patogénicas de la enfermedad y posibilidad de modificación terapéutica) para detectar los pacientes con una enfermedad más grave, con mayor riesgo de eventos futuros o con mayor posibilidad de respuesta al tratamiento, puede llevar a una medicina más personalizada, en la que se abandone finalmente el concepto «talla única para todos» y pueda realizarse un tratamiento a medida, con menor número de efectos secundarios y una mayor coste-eficacia. En este momento, un paso intermedio ha sido la definición de los fenotipos de la EPOC y la publicación de guías de práctica clínica, como la *Guía Española de la EPOC* (GesEPOC), a la espera de poder disponer de los recursos diagnósticos que nos permitan llegar a una medicina personalizada.

5 Conclusiones

El uso de biomarcadores en la evaluación de la EPOC, tanto en sus fases de estabilidad como en las de agudización, es prometedor, en especial cuando se tienen en cuenta varios de ellos de forma conjunta con la valoración clínica. Pueden informar de una manera relativamente sencilla acerca de los riesgos futuros del paciente, la necesidad de intensificación del tratamiento y las posibilidades de respuesta a éste. De todos los biomarcadores evaluados hasta la fecha, el primero en ser considerado como objetivo en la evaluación de la EPOC es el fibrinógeno, que será incluido en ensayos clínicos como una herramienta de eficacia clínica.[32]

Bibliografía

1. Lozano R, Naghavi M, Foreman K, Lim S, Shibuya K, Aboyans V, *et al.* Global and regional mortality from 235 causes of death for 20 age groups in 1990 and 2010: a systematic analysis for the Global Burden of Disease Study 2010. Lancet. 2012; 380: 2095-128.

2. Miravitlles M, Soler-Cataluña JJ, Calle M, Molina J, Almagro P, Quintano JA, *et al.;* Spanish Society of Pulmonology and Thoracic Surgery. Spanish COPD Guidelines (GesEPOC): pharmacological treatment of stable COPD. Spanish Society of Pulmonology and Thoracic Surgery. Arch Bronconeumol. 2012; 48: 247-57.

3. Thomason MJ, Strachan DP. Which spirometric indices best predict subsequent death from chronic obstructive pulmonary disease? Thorax. 2000; 55: 785-8.

4. Jones PW, Brusselle G, Dal Negro RW, Ferrer M, Kardos P, Levy ML, *et al.* Health-related quality of life in patients by COPD severity within primary care in Europe. Respir Med. 2011;105:57-66.

5. Agustí A, Calverley PM, Celli B, Coxson HO, Edwards LD, Lomas DA, *et al.* Characterisation of COPD heterogeneity in the ECLIPSE cohort. Respir Res. 2010; 11: 122.

6. Vestbo J, Hurd SS, Agustí AG, Jones PW, Vogelmeier C, Anzueto A, *et al.* Global strategy for the diagnosis, management and prevention of chronic obstructive pulmonary disease: GOLD Executive Summary. Am J Respir Crit Care Med. 2013; 187: 347-65.

7. Rolan P, Atkinson AJ Jr, Lesko LJ; Scientific Organizing Committee; Conference Report Committee. Use of biomarkers from drug discovery through clinical practice: report of the Ninth European Federation of Pharmaceutical Sciences Conference on Optimizing Drug Development. Clin Pharmacol Ther. 2003; 73: 284-91.

8. van Durme YM, Verhamme KM, Aarnoudse AJ, Van Pottelberge GR, Hofman A, Witteman JC, *et al.* C-reactive protein levels, haplotypes, and the risk of incident chronic obstructive pulmonary disease. Am J Respir Crit Care Med. 2009; 179: 375-82.

9. Kalhan R, Tran BT, Colangelo LA, Rosenberg SR, Liu K, Thyagarajan B, *et al.* Systemic inflammation in young adults is associated with abnormal lung function in middle age. PLoS ONE. 2010;5:e11431.

10. Man SF, Connett JE, Anthonisen NR, Wise RA, Tashkin DP, Sin DD. C-reactive protein and mortality in mild to moderate chronic obstructive pulmonary disease. Thorax. 2006; 61: 849-53.

11. Dahl M, Vestbo J, Lange P, Bojesen SE, Tybjaerg-Hansen A, Nordestgaard BG. C-reactive protein as a predictor of prognosis in chronic obstructive pulmonary disease. Am J Respir Crit Care Med. 2007; 175: 250-5.

12. Fibrinogen Studies Collaboration, Danesh J, Lewington S, Thompson SG, Lowe GD, Collins R, Kostis JB, *et al.* Plasma fibrinogen level and the risk of major cardiovascular diseases and nonvascular mortality: an individual participant meta-analysis. JAMA. 2005; 294: 1799-809.

13. Valvi D, Mannino DM, Müllerova H, Tal-Singer R. Fibrinogen, chronic obstructive pulmonary disease (COPD) and outcomes in two United States cohorts. J Chron Obstruct Pulmon Dis. 2012; 7: 173-82.

14. Sin DD, Miller BE, Duvoix A, Man SF, Zhang X, Silverman EK, *et al.*; ECLIPSE Investigators. Serum PARC/CCL-18 concentrations and health outcomes in chronic obstructive

pulmonary disease. Am J Respir Crit Care Med. 2011; 183: 1187-92.

15. Vestbo J, Edwards LD, Scanlon PD, Yates JC, Agusti A, Bakke P, *et al.* Changes in forced expiratory volume in 1 second over time in COPD. N Engl J Med. 2011; 365: 1184-92.

16. Leigh R, Pizzichini MM, Morris MM, Maltais F, Hargreave FE, Pizzichini E. Stable COPD: predicting benefit from high-dose inhaled corticosteroid treatment. Eur Respir J. 2006; 27: 964-71.

17. Brightling CE, McKenna S, Hargadon B, Birring S, Green R, Siva R, *et al.* Sputum eosinophilia and the short term response to inhaled mometasone in chronic obstructive pulmonary disease. Thorax. 2005; 60: 193-8.

18. Siva R, Green RH, Brightling CE, Shelley M, Hargadon B, McKenna S, *et al.* Eosinophilic airway inflammation and exacerbations of COPD: a randomised controlled trial. Eur Respir J. 2007; 29: 906-13.

19. Dummer JF, Epton MJ, Cowan JO, Cook JM, Condliffe R, Landhuis CE. Predicting corticosteroid response in chronic obstructive pulmonary disease using exhaled nitric oxide. Am J Respir Crit Care Med. 2009; 180: 846-52.

20. Kunisaki KM, Rice KL, Janoff EN, Rector TS, Niewoehner DE. Exhaled nitric oxide, systemic inflammation, and the spirometric response to inhaled fluticasone propionate in severe chronic obstructive pulmonary disease: a prospective study. Ther Adv Respir Dis. 2008; 2: 55-64.

21. Scherr A, Schafroth Török S, Jochmann A, Miedinger D, Maier S, Taegtmeyer AB, *et al.* Response to add-on inhaled corticosteroids in COPD based on airway hyperresponsiveness to mannitol. Chest. 2012; 142: 919-26.

22. Decramer M, Janssens W, Miravitlles M. Chronic obstructive pulmonary disease. Lancet. 2012; 379: 1341-51.

23. Hurst JR, Vestbo J, Anzueto A, Locantore N, Müllerova H, Tal-Singer R, *et al.* Susceptibility to exacerbation in chronic obstructive pulmonary disease. N Engl J Med. 2010; 363: 1128-38.

24. Thomsen M, Ingebrigtsen TS, Marott JL, Dahl M, Lange P, Vestbo J, *et al.* Inflammatory biomarkers and exacerbations in chronic obstructive pulmonary disease. JAMA. 2013; 309: 2353-61.

25. Agustí A, Edwards LD, Rennard SI, MacNee W, Tal-Singer R, Miller BE, *et al.* Persistent systemic inflammation is associated with poor clinical outcomes in COPD: a novel phenotype. Plos One. 2012; 7: e37483.

26. García-Polo C, Alcázar-Navarrete B, Ruiz-Iturriaga LA, Herrejón A, Ros-Lucas JA, García-Sidro P, *et al.* Factors associated with high healthcare resource utilisation among COPD patients. Respir Med. 2012; 106: 1734-42.

27. Stolz D, Christ-Crain M, Morgenthaler NG, Miedinger D, Leuppi J, Müller C, *et al.* Plasma proadrenomedullin but not plasma proendothelin predicts survival in exacerbations of COPD. Chest. 2008; 134: 263-72.

28. Chang CL, Robinson SC, Mills GD, Sullivan GD, Karalus NC, McLachlan JD, *et al.* Biochemical markers of cardiac dysfunction predict mortality in acute exacerbations of COPD. Thorax. 201; 66: 764-8.

29. Bafadhel M, McKenna S, Terry S, Mistry V, Reid C, Haldar P, *et al.* Acute exacerbations of chronic obstructive pulmonary disease: identification of biologic clusters and their biomarkers. Am J Respir Crit Care Med. 2011; 184: 662-71.

30. Bafadhel M, McKenna S, Terry S, Mistry V, Pancholi M, Venge P, *et al.* Blood eosinophils to direct corticosteroid treatment of exacerbations of chronic obstructive pulmonary disease: a randomized placebo-controlled trial. Am J Respir Crit Care Med. 2012; 186: 48-55.

31. Agustí A, MacNee W. COPD control panel: towards personalised medicine in COPD. Thorax. 2013; 68: 687-90.

32. COPD Biomarker Qualification Consortium Making Strides with Plasma Fibrinogen as New Biomarker. (Consultado el 7 de enero de 2013.) Disponible en: http://www.copdfoundation.org/About-Us/Press-Room/Press-Releases/ID/221/COPD-Biomarker-Qualification-Consortium-Making-Strides-with-Plasma-Fibrinogen-as-New-Biomarker.aspx

Capítulo 6
Detección precoz del cáncer de pulmón

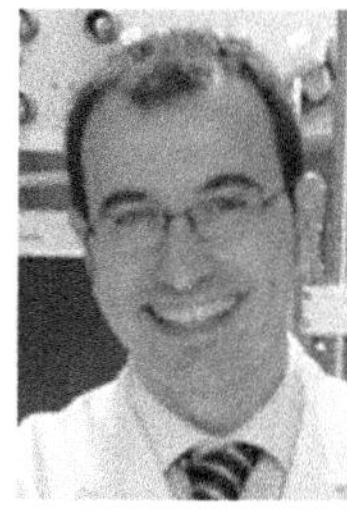

L. M. Seijo

Instituto de Investigación Sanitaria-
    Fundación Jiménez Díaz
Madrid
CIBER de Enfermedades Respiratorias
    (CIBERES)
España

Dirección para correspondencia
luis.seijo@fjd.es

Sinopsis

A pesar de los recientes avances en el desarrollo de las terapias oncológicas personalizadas, la supervivencia a largo plazo de los pacientes con cáncer de pulmón sigue siendo inferior al 15 %. La detección precoz consiste en el uso protocolizado de la tomografía computarizada en pacientes de alto riesgo, con el propósito de identificar tumores invasivos en estadios precoces. Se trata de conseguir una mejoría de la supervivencia a medio y largo plazo, evitando la morbimortalidad atribuible al uso de técnicas invasivas en pacientes sanos. El éxito de un programa de cribado depende en gran medida de la adherencia al protocolo, de la experiencia del centro y de la correcta comunicación de los resultados a los pacientes.

1   Introducción

La detección precoz del cáncer de pulmón consiste en el uso protocolizado de la tomografía computarizada (TC) de baja dosis de radiación en pacientes de alto riesgo (fumadores o ex fumadores), con el propósito de identificar tumores invasivos en estadios precoces. Se trata de superar la situación de inmovilismo de las últimas décadas en una patología letal que cuando es diagnosticada de manera convencional resulta incurable en la mayoría de los casos, ya que se manifiesta con metástasis en un 40 % de los pacientes.[1] La detección precoz busca conseguir una mejoría global de la supervivencia a medio y largo plazo, evitando en la medida de lo posible la morbimortalidad atribuible al uso de técnicas invasivas en pacientes sanos. El éxito de un programa de cribado depende en gran medida de la adherencia al protocolo, de la experiencia del centro y de la correcta comunicación de los resultados a los pacientes (deben evitarse malentendidos y preocupaciones innecesarias en relación con la inevitable aparición de nódulos benignos).

Al hablar de cribado o detección precoz del cáncer de pulmón asumimos que el tamaño de un cáncer de pulmón es un hecho determinante en su pronóstico, que la mayoría de los cánceres de pulmón detectados por TC son invasivos y letales, y que el crecimiento de un nódulo pulmonar es el factor clave que condiciona la actitud diagnóstica y terapéutica a seguir. Sin embargo, también debemos limitar o contener el número de intervenciones invasivas en sujetos sin cáncer, el riesgo de la radiación y el gasto ocasionado tanto por el programa en sí como por sus consecuencias. Por último, la participación en un programa de detección precoz no debe considerarse jamás como una alternativa a la deshabituación tabáquica.

2   Consideraciones generales

El cáncer de pulmón no es la más común de las neoplasias, pero sí la más letal. Las muertes por esta enfermedad superan al total de fallecimientos atribuidos al cáncer de mama, próstata, colon y páncreas en conjunto.[2,3] Según el estudio Eurocare-4, la supervivencia en Europa de los pacientes con cáncer de pulmón a los 5 años del diagnóstico no supera el 12 %.[4] Lo peor de todo es que este dato apenas ha variado en las últimas décadas, al contrario de lo que ha ocurrido en otros cánceres.[5,6] El mal pronóstico se debe fundamentalmente al hecho de que sólo el 15 % de los tumores son subsidiarios de resección quirúrgica con intención curativa. Es evidente que la detección precoz puede tener un papel esencial en el cambio de rumbo de este dato epidemiológico, evitando la impotencia terapéutica habitual generada en el momento del diagnóstico.

3   Detección precoz del cáncer de pulmón. Lecciones del pasado

La ausencia de programas de detección precoz del cáncer de pulmón se debe a los resultados desalentadores obtenidos con la radiografía de tórax como herramienta de cribado. El pasado está lleno de fracasos, pero también de incógnitas y malentendidos (véase la tabla 1).[7-9] El estudio más comentado en este sentido ha sido el *Mayo Lung Project*, que comparó la realización de radiografía de tórax y citología de esputo cada 4 meses con la de radiografía anual en pacientes de alto riesgo. Los resultados de este estudio, acometido en la década de 1970, son difíciles de interpretar, ya que el grupo control fue sometido a una placa anual y además se produjo un intrigante aumento de la incidencia de cáncer en el grupo de cribado (17 %) y una mejoría de la supervivencia por cáncer en ese mismo grupo a pesar de que la mortalidad global fue similar. Estos resultados ambiguos se han atribuido al sobrediagnóstico. Se especula con la posibilidad de que algunos cánceres

Estudio	N	Herramienta de cribado	Rondas de cribado	Reducción de la mortalidad
Mayo LP	10.933	Radiografía	18	No
PLCO	154.901	Radiografía	4	No
NLST	53.454	TC	3	Sí (20 %)
DANTE	2.472	TC	5	No
ITALUNG	3.206	TC	4	No disponible
DLCST	4.104	TC	5	No
NELSON	15.822	TC	3	No disponible
DEPISCAN	765	TC	3	No disponible

Tabla 1. Estudios aleatorizados de cribado en cáncer de pulmón.

detectados por un programa de cribado son menos agresivos que un cáncer sintomático diagnosticado de forma convencional.[10] Este hallazgo es conocido tanto para el cáncer de mama como para el de próstata, y ha sido esgrimido como argumento de peso en contra del triunfalismo de los programas de detección precoz que no utilizan grupo control y que han publicado datos de supervivencia muy alentadores.

La publicación, en 2011, de los resultados del ensayo aleatorizado conocido como PLCO *(Prostate, Lung, Colorectal and Ovarian cancer randomized study)* parece poner fin al debate generado en torno a la utilidad de la radiografía de tórax como herramienta de cribado.[11] El PLCO descartó, tras 13 años de seguimiento, que el cribado anual durante 4 años consecutivos suponga una ventaja para la supervivencia. En este estudio, aleatorizado y patrocinado por el National Cancer Institute (NCI) norteamericano, se objetivó una incidencia acumulada de 20 cánceres por cada 10.000 personas-año en el grupo de cribado y de 19 en el grupo control. La tasa de mortalidad por cáncer fue similar en los dos grupos (1.213 muertes en el grupo de cribado frente a 1.230 en el grupo control), al igual que la histología y el estadio tumoral. Sólo un tercio de los cánceres de pulmón detectados por cribado en el PLCO se encontraban en estadio I. Por desgracia, no se produjo la ansiada deriva hacia estadios más precoces en las rondas posteriores de cribado con respecto a la inicial. La conclusión inevitable es que una radiografía de tórax anual no reduce la mortalidad por cáncer de pulmón en comparación con la práctica clínica habitual.

4 Detección precoz del cáncer de pulmón. Las cohortes ELCAP y iELCAP, y el estudio NLST

El desarrollo de la TC, en la década de 1970, supuso un avance considerable en la detección y el seguimiento de los nódulos pulmonares de todo tipo. Poco después de su introducción a gran escala aparecieron las primeras publicaciones dedicadas a la detección precoz del cáncer de pulmón utilizando TC de baja dosis de radiación como herramienta de cribado. Destacan entre ellas la cohorte ELCAP, de Henschke *et al.*,[12] cuyos resultados preliminares se publicaron en *Lancet* a finales del siglo pasado, junto con los resultados contemporáneos del *Mobile CT Screening Study* de Sone *et al.*,[13] publicados en la misma revista un año antes. Ambos estudios demostraron que la TC de baja dosis es muy superior a la radiografía de tórax como herramienta de cribado. La TC permite detectar hasta diez veces más nódulos que una radiografía convencional.[13] La cohorte ELCAP sorprendió al mundo entero al demostrar que más del 80 % de los cánceres de pulmón detectados por TC en voluntarios sanos mayores de 60 años y con una exposición tabáquica modesta fueron resecables. Todos ellos se comportaban como cánceres de pulmón, convencionales, agresivos e invasivos, y la mayoría de estos cánceres de pulmón se diagnosticaron en estadio I. Sólo la abundancia de nódulos benignos o falsos positivos, detectados en más de un 20 % de la población cribada, mitigaron el entusiasmo generado por estos resultados.

Tras su éxito inicial, la cohorte ELCAP se transformó rápidamente en un esfuerzo internacional multicéntrico que incorporó más de 50 centros de todo el mundo. Los resultados preliminares se publicaron en el año 2006.[14] La cohorte internacional abandona el paradigma del ensayo aleatorizado para reducir el tamaño muestral, mantener la flexibilidad de actuación y así poder incorporar un gran número de hospitales con distintas peculiaridades, centrándose en el uso consensuado de un único protocolo de actuación. Se diseñaron unos criterios de inclusión amplios, incluyendo sujetos sanos, fumadores activos o ex fumadores, mayores de 40 años y con un hábito tabáquico modesto (> 10 paquetes-año). Se consideró como hallazgo positivo todo nódulo sólido o parcialmente sólido no calcificado con un diámetro ≥ 5 mm, y se priorizó el seguimiento radiológico para evitar intervenciones diagnósticas invasivas. El protocolo ponía énfasis en el crecimiento del nódulo como elemento discriminatorio clave a la hora de recomendar una biopsia. El éxito del protocolo queda plasmado en un dato muy relevante: menos del 10 % de los nódulos biopsiados resultaron ser benignos y por lo tanto falsos positivos. Así, la incertidumbre y la ansiedad generadas por el hallazgo de uno o varios nódulos pulmonares se resuelven con el seguimiento radiológico en la inmensa mayoría de los casos. De esta forma se evitan las complicaciones o molestias típicas de una punción guiada por TC, una broncoscopia innecesaria o incluso una cirugía torácica.

Los resultados globales de la cohorte iELCAP, publicados en 2006, fueron sorprendentes. Se diagnosticaron más de 500 cánceres de pulmón en una cohorte de más de 30.000 individuos, en su mayoría norteamericanos, pero también españoles, de los que un 85 % se encontraban en estadio I. La inmensa mayoría eran cánceres con signos histológicos de invasión, y por lo tanto muy pocos pueden considerarse como hallazgos incidentales o irrelevantes. La supervivencia a largo plazo de los pacientes intervenidos rápidamente (al mes del diagnóstico) supera el 80 %, mientras que 13 pacientes que se negaron a ser intervenidos quirúrgicamente a pesar del diagnóstico fallecieron en poco tiempo como consecuencia del cáncer detectado por TC.

Las conclusiones de la cohorte iELCAP fueron muy criticadas por supuestos errores metodológicos e inconcordancias en la publicación de los datos, pero sobre todo por la ausencia de grupo control.[15] Afortunadamente, el debate metodológico puede considerarse resuelto por la publicación, en 2011, de los resultados del *National Lung Screening Trial* (NLST).[16] El NLST fue un estudio aleatorizado, patrocinado por el NCI, que contó con la participación de más de 50.000 voluntarios sanos de entre 55 y 74 años de edad con un hábito tabáquico importante (> 30 paquetes-año), y por lo tanto de alto riesgo. Se comparó la realización de TC de baja dosis periódicas, fundamentalmente anuales, con una radiografía de tórax convencional. El estudio contemplaba un seguimiento a 10 años después de tres rondas anuales de cribado, y se estableció el punto de corte en 4 mm de diámetro para considerar un nódulo como hallazgo relevante o positivo.

Como era de esperar, se detectó un gran número de nódulos pulmonares en el grupo de cribado (24 %), de los cuales más del 90 % fueron benignos y por lo tanto falsos positivos. Afortunadamente, menos del 1 % de los pacientes sanos sometidos a una prueba invasiva motivada por la detección de un nódulo sospechoso sufrieron complicaciones. La dosis media de radiación acumulada fue de unos 8 mSv a los 3 años de cribado por TC.

Al igual que la cohorte iELCAP, el NLST supone un avance importante al demostrar una reducción del 20 % en la mortalidad por cáncer de pulmón. En este estudio se produjeron 247 muertes en el grupo de cribado, frente a 309 en el grupo control. Más del 50 % de los cánceres detectados por TC se encontraban en estadios precoces. Tanto la sensibilidad (94 %) como la especificidad (73 %) pueden considerarse aceptables, mientras que la adherencia al protocolo superó el 90 %. La prevalencia de cáncer fue similar a la de otros estudios contemporáneos, como el NELSON (1,1 %),[16] aunque inferior a la de la cohorte iELCAP, a pesar de tratarse de un grupo de especial riesgo por edad y tabaquismo. Se calcula que sólo un 2 % de los voluntarios precisaron algún tipo de biopsia durante el estudio; un buen resultado considerando la gran cantidad de nódulos hallados. El valor predictivo positivo de la TC, tanto en el NLST como en otros estudios similares, ha sido muy criticado. Se trata sin duda de un valor muy bajo (4 %), pero hay que recordar que lo que verdaderamente importa no es el resultado de una TC aislada sino el de varias seriadas (véase la figura 1). En la mayoría de los casos, sólo el crecimiento de un nódulo hace albergar sospechas fundadas de su malignidad. Entre las muchas maneras de interpretar los resultados de este estudio, destaca la necesidad de cribar a 320 sujetos por cada vida salvada, lo que supone más de 70 falsos positivos por cada cáncer curado. Si el protocolo se ciñe a los sujetos de mayor riesgo, como los pacientes de mayor edad con enfisema, el número de cribados necesario para salvar una vida se reduce a la mitad.[17] Varios estudios han demostrado la importancia del enfisema

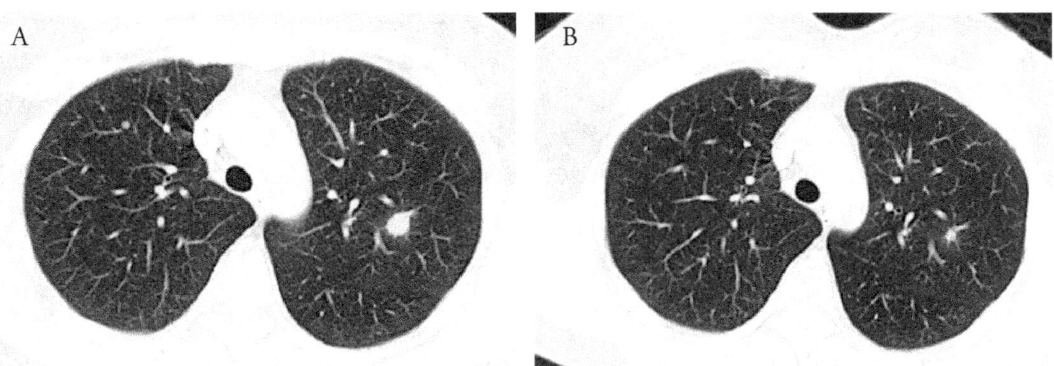

*Figura 1. Nódulo pulmonar detectado por TC de baja dosis (A). Se trata de un falso positivo.
El seguimiento radiológico tras un tratamiento antibiótico evita una intervención invasiva
al constatar su casi total desaparición (B).*

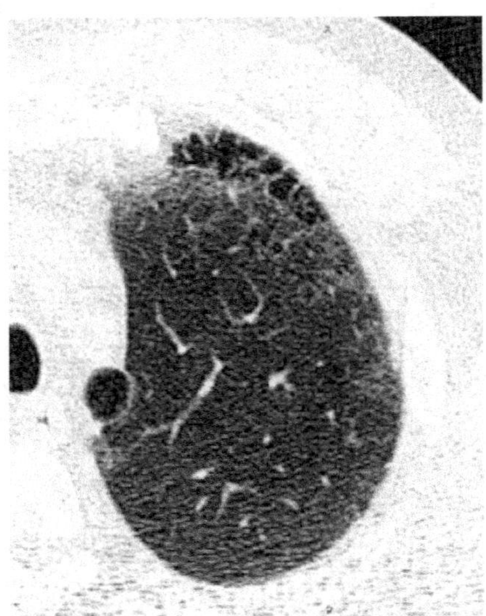

Figura 2. Fumador asintomático con evidencia de enfisema sin repercusión funcional en la TC de baja dosis. Estos pacientes son de especial riesgo, ya que la incidencia de cáncer en ellos es mayor de lo esperado para su consumo tabáquico. Lo mismo ocurre con los pacientes diagnosticados de EPOC.

y de la enfermedad pulmonar obstructiva crónica (EPOC) como factores de riesgo independientes que permiten hilar fino con los criterios de inclusión, y por ende reducir los costes y la ansiedad ocasionados por el cribado (véase la figura 2).[18-20]

5   Otros estudios de detección precoz

Además del NLST se han realizado varios estudios aleatorizados, entre los que cabe destacar el estudio belga-holandés NELSON *(Nederlands-Leuvens Longkanker Screenings Onderzoek)* con más de 15.000 sujetos, los italianos DANTE e ITALUNG, el danés DLCST y el francés Depiscan.[21-25] Ninguno de estos estudios tiene un tamaño muestral como el del NLST o las cohortes antes mencionadas. Algunos, como el NELSON, incluyen una población predominantemente masculina (84 %). En todo caso, ni el italiano DANTE (sólo varones) ni el estudio danés (N = 4.104) han conseguido demostrar un beneficio atribuible al cribado por TC, posiblemente por su escasa potencia estadística.[21,24]

6   Riesgos asociados a la radiación

El riesgo acumulado de la radiación es un argumento que dificulta la implementación de programas de cribado a gran escala, en especial en sujetos jóvenes. Algunos autores calculan que se produce un cáncer por cada 2.500 TC convencionales debido a la radiación recibida, o el equivalente a 4.100 muertes al año por este motivo.[26,27] La dosis de radiación acumulada por los sujetos del NLST (8 mSv) se aproxima a la dosis recibida con motivo de una TC convencional, aunque distribuida a lo largo de 3 años. La dosis de radiación ambiental recibida a lo largo de un año tampoco es desdeñable, y ronda los 3-4 mSv.[28] Además, hay que tener en cuenta que la evidencia científica no respalda los cálculos mencionados, ya que se trata de conclusiones derivadas de modelos matemáticos basados fundamentalmente en las explosiones nucleares de Hiroshima y Nagasaki y en modelos lineales carentes de umbral. Lo cierto es que resulta casi imposible demostrar científicamente riesgo alguno para dosis acumuladas inferiores a 100 mSv.[28] Cualquier estimación no deja de ser pura especulación.

7 Sobrediagnóstico

Al igual que ocurre con el riesgo de la radiación, preocupa la alta tasa de falsos positivos atribuidos al cribado. Como ya hemos comentado, se trata de la explicación más aceptada en el caso del *Mayo Lung Project,* justificando el exceso de cánceres de pulmón en el grupo de cribado que no se tradujo en una menor mortalidad. Algunos autores consideran que el sobrediagnóstico es un hecho, y se especula con que podría dar al traste con el beneficio obtenido con el cribado.[26] En todo caso, el sobrediagnóstico conlleva ansiedad y un cierto riesgo de iatrogenia, ya sea por el plus de radiación recibido con motivo de exploraciones radiológicas adicionales o por los riesgos que pueda conllevar una prueba diagnóstica invasiva. Es probable que sea necesaria y deseable una actitud más restrictiva en cuanto a la definición de un hallazgo positivo, como ha demostrado el estudio NELSON.[21] La inmensa mayoría de los nódulos pequeños detectados por TC no son cáncer, motivo por el que debe evitarse informar un estudio como positivo ante el hallazgo de nódulos irrelevantes. En cuanto al riesgo de iatrogenia, el NLST demostró que menos del 1 % de los sujetos sanos intervenidos sufrirán algún percance.[16] Algunos de estos nódulos pueden ser abordados con técnicas mínimamente invasivas sin necesidad de recurrir a la cirugía (véase la figura 3). Además, tanto el NLST como la cohorte iELCAP registraron tasas de mortalidad quirúrgicas muy inferiores a las descritas en la literatura, probablemente por tratarse de pacientes sanos y más jóvenes. Este dato, aunque halagüeño, no deja de suponer una tranquilidad relativa, ya que toda extrapolación de los resultados del NLST o de iELCAP a la práctica clínica habitual debe tener en cuenta la pericia de los centros participantes, todos ellos centros de referencia. Por este motivo, las recomendaciones de numerosas sociedades científicas que en la actualidad apoyan el cribado insisten en que se limite a unidades de detección precoz con amplia experiencia en cáncer de pulmón. En cuanto a la inexplicable afirmación de que algunos o incluso muchos cánceres de pulmón son de lento crecimiento, no invasivos, o de bajo grado, cabe anteponer los ya

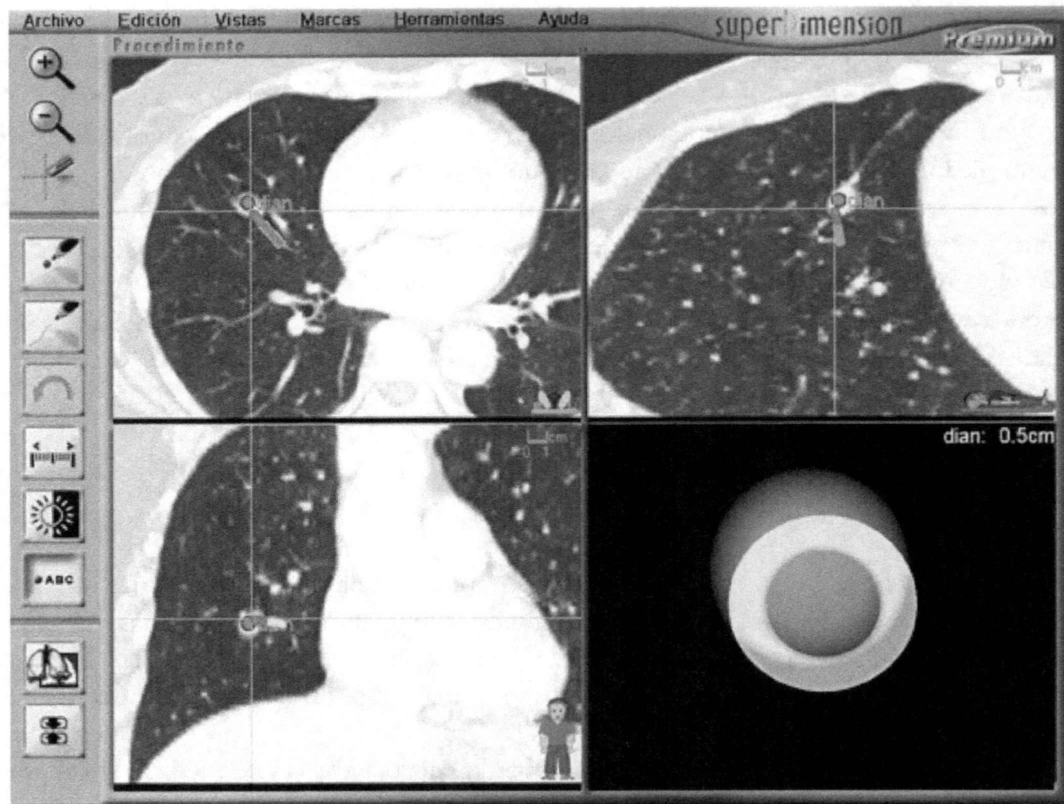

Figura 3. Abordaje mínimamente invasivo de un nódulo pulmonar mediante broncoscopia guiada por navegación electromagnética. El diagnóstico de hamartoma evita una intervención quirúrgica. Las nuevas técnicas endoscópicas permiten abordar este tipo de nódulo sin necesidad de recurrir a la cirugía.

mencionados resultados de la cohorte iELCAP, destacando la muerte de todos aquellos pacientes con carcinomas en estadios precoces que se negaron a ser intervenidos y el aspecto histológico invasivo de la inmensa mayoría de los más de 500 cánceres detectados. Además, existe evidencia de que los cánceres de pulmón detectados por cribado son biológicamente idénticos a los diagnosticados de forma convencional, y por lo tanto deben ser tratados de igual manera.[29] Por último, señalar que no es frecuente encontrar carcinomas pulmonares ocultos en estudios de necropsias, aunque algunos autores matizan este hallazgo alegando que resulta complicado encontrar carcinomas in situ o de pequeño tamaño en el momento de la necropsia por el gran volumen de tejido pulmonar, y que por lo tanto puede tratarse de un dato que infravalora la prevalencia del cáncer de pulmón en pacientes fallecidos por otra causa.[10,30] En todo caso, es importante reiterar que la inmensa mayoría de los nódulos pulmonares detectados por TC de baja dosis de radiación sólo precisan seguimiento radiológico, sobre todo los falsos positivos, y que la adherencia a un protocolo de seguimiento radiológico reduce al máximo las intervenciones invasivas en los pacientes sanos. También hay que recordar que el hecho de que un nódulo sea benigno no es de por sí justificación suficiente para no hacer nada, ya que puede tratarse de una patología relevante e incluso merecedora por sí sola de alguna intervención diagnóstica invasiva.

Bibliografía

1. Howlander N, Noone AM, Krapcho M, Neyman N, Aminou R, Waldron W, *et al*. SEER Cancer Statistics Review, 1975-2008. Bethesda, MD: National Cancer Institute.
2. Jemal A, Bray F, Center MM, Ferlay J, Ward E, Forman D. Global cancer statistics. CA Cancer J Clin. 2011; 61: 69-90.
3. Jemal A, Siegel R, Xu J, Ward E. Cancer statistics, 2010. CA Cancer J Clin. 2010; 60: 277-300.
4. Sant M, Allemani C, Santaquilani M, Knijn A, Marchesi F, Capocaccia R. EUROCARE-4. Survival of cancer patients diagnosed in 1995-1999. Results and commentary. Eur J Cancer. 2009; 45: 931-91.
5. Bergh J, Jönsson PE, Glimelius B, Nygren P; SBU-group. Swedish Council of Technology Assessment in Health Care. A systematic overview of chemotherapy effects in breast cancer. Acta Oncol. 2001; 40: 253-81.
6. Hankey BF, Feuer EJ, Clegg LX, Hayes RB, Legler JM, Prorok PC, *et al*. Cancer surveillance series: interpreting trends in prostate cancer – part I: evidence of the effects of screening in recent prostate cancer incidence, mortality, and survival rates. J Natl Cancer Inst. 1999; 91: 1017-24.
7. Kubík A, Polák J. Lung cancer detection: results of a randomized prospective study in Czechoslovakia. Cancer. 1986; 57: 2427-37.
8. Fontana RS, Sanderson DR, Woolner LB, Taylor WF, Miller WE, Muhm JR. Lung cancer screening: the Mayo program. J Occup Med. 1986; 28: 746-50.
9. Brett GZ. The value of lung cancer detection by six-monthly chest radiographs. Thorax. 1968; 23: 414-20.
10. Marcus PM, Bergstralh EJ, Fagerstrom RM, Williams DE, Fontana R, Taylor WF, *et al*. Lung cancer mortality in the Mayo Lung Project: impact of extended follow-up. J Natl Cancer Inst. 2000; 92: 1308-16.
11. Oken MM, Hocking WG, Kvale PA, Andriole GL, Buys SS, Church TR, *et al*. Screening by chest radiograph and lung cancer mortality: the Prostate, Lung, Colorectal, and Ovarian (PLCO) randomized trial. JAMA. 2011; 306: 1865-73.
12. Henschke CI, McCauley DI, Yankelevitz DF, Naidich DP, McGuinness G, Miettinen OS, *et al*. Early Lung Cancer Action Project: overall design and findings from baseline screening. Lancet. 1999; 354: 99-105.
13. Sone S, Takashima S, Li F, Yang Z, Honda T, Maruyama Y, *et al*. Mass screening for lung cancer with mobile spiral computed tomography scanner. Lancet. 1998; 351: 1242-5.
14. Henschke CI, Yankelevitz DF, McCauley DI, Sone S, Hanaoka T, Markowitz S, *et al*. Survival of patients with stage I lung cancer detected on CT screening. N Engl J Med. 2006; 355: 1763-71.
15. Bach PB. Inconsistencies in findings from the Early Lung Cancer Action Project studies of lung cancer screening. J Natl Cancer Inst. 2011; 103: 1002-6.
16. Aberle DR, Adams AM, Berg CD, Black WC, Clapp JD, Fagerstrom RM, *et al*. Reduced lung-cancer mortality with low-dose computed tomographic screening. N Engl J Med. 2011; 365: 395-409.
17. Kovalchik SA, Tammemagi M, Berg CD, Caporaso NE, Riley TL, Korch M, *et al*. Targeting of low-dose CT screening according to the risk of lung cancer death. N Engl J Med. 2013: 369: 245-54.
18. De Torres JP, Bastarrika G, Wisnivesky JP, Alcaide AB, Campo A, Seijo LM, *et al*. Assessing the relationship between lung cancer risk and

emphysema detected on low-dose computed tomography of the chest. Chest. 2007; 132: 1932-8.

19. De-Torres JP, Casanova C, Marín JM, Zagaceta J, Alcaide AB, Seijo LM, et al. Exploring the impact of screening with low-dose CT on lung cancer mortality in mild to moderate COPD patients: a pilot study. Respir Med. 2013; 107: 702-7.

20. Wilson DO, Weissfeld JL, Balkan A, Schragin JG, Fuhrman CR, Fisher SN, *et al.* Association of radiographic emphysema and airflow obstruction with lung cancer. Am J Respir Crit Care Med. 2008; 178: 738-44.

21. van Klaveren RJ, Oudkerk M, Prokop M, Scholten ET, Nackaerts K, Vernhout R, *et al.* Management of lung nodules detected by volume CT scanning. N Engl J Med. 2009; 361: 2221-9.

22. Saghir Z, Dirksen A, Ashraf H, Bach KS, Brodersen J, Clementsen PF, *et al.* CT screening for lung cancer brings forward early disease. The randomised Danish Lung Cancer Screening Trial: status after five annual screening rounds with low-dose CT. Thorax. 2012; 67: 296-301.

23. Lopes Pegna A, Picozzi G, Mascalchi M, Maria Carozzi F, Carrozzi L, Comin C, *et al.;* ITALUNG Study Research Group. Design, recruitment and baseline results of the ITALUNG trial for lung cancer screening with low-dose CT. Lung Cancer. 2009; 64: 34-40.

24. Infante M, Cavuto S, Lutman FR, Brambilla G, Chiesa G, Ceresoli G, *et al.;* DANTE Study Group. A randomized study of lung cancer screening with spiral computed tomography: three-year results from the DANTE trial. Am J Respir Crit Care Med. 2009; 180: 445-53.

25. Blanchon T, Bréchot JM, Grenier PA, Ferretti GR, Lemarié E, Milleron B, *et al.;* Dépiscan Group. Baseline results of the Dépiscan study: a French randomized pilot trial of lung cancer screening comparing low dose CT scan (LDCT) and chest X-ray (CXR). Lung Cancer. 2007; 58: 50-8.

26. Ruano-Ravina A, Pérez Ríos M, Fernández-Villar A. Cribado de cáncer de pulmón con tomografía computarizada de baja dosis después del National Lung Screening Trial. El debate continúa abierto. Arch Bronconeumol. 2013; 49: 158-65.

27. Berrington de González A, Mahesh M, Kim KP, Bhargavan M, Lewis R, Mettler F, *et al.* Projected cancer risks from computed tomographic scans performed in the United States in 2007. Arch Intern Med. 2009; 169: 2071-7.

28. Hendee WR, O'Connor MK. Radiation risks of medical imaging: separating fact from fantasy. Radiology. 2012; 264: 312-21.

29. Pajares MJ, Zudaire I, Lozano MD, Agorreta J, Bastarrika G, Torre W, *et al.* Molecular profiling of computed tomography screen-detected lung nodules shows multiple malignant features. Cancer Epidemiol Biomarkers Prev. 2006; 15: 373-80.

30. Mansera RL, Doddc M, Byrnesd G, Irvinge LB, Campbell DA. Incidental lung cancers identified at coronial autopsy: implications for overdiagnosis of lung cancer by screening. Respir Med. 2005; 99: 501-7.

Capítulo 7

Actualización de las neumonías intersticiales idiopáticas: la era de los tratamientos antifibróticos

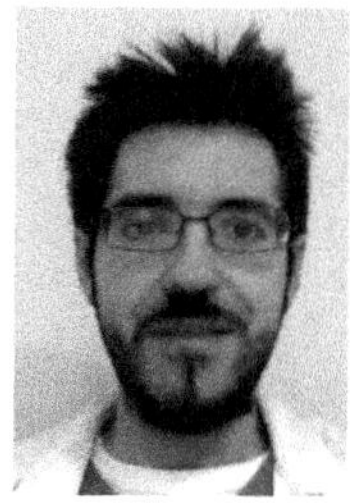

E. CANO-JIMÉNEZ

Servicio de Neumología
Hospital Universitario Lucus Augusti
Lugo

Dirección para correspondencia
estebanmallorca@gmail.com

Sinopsis

Las neumonías intersticiales idiopáticas, y en concreto la fibrosis pulmonar idiopática, han experimentado en los últimos años numerosos avances en su diagnóstico y tratamiento debido al mayor conocimiento sobre ellas. La aparición de numerosos ensayos clínicos con tratamientos antifibróticos y la necesidad de definir de manera individual el pronóstico de la enfermedad son algunos de estos avances que trataremos a continuación.

1 Introducción

Las enfermedades pulmonares intersticiales difusas se caracterizan por la alteración de la estructura alvéolo-intersticial pulmonar, ya sea por proliferación celular, depósito de matriz extracelular o ambos simultáneamente. Esta unidad anatómica alvéolo-intersticial está formada por la célula epitelial alveolar, por el endotelio vascular del capilar pulmonar y por el espacio entre ellos, que en condiciones normales es virtual y permite que se produzca un correcto intercambio de gases.[1,2]

Según el consenso de la American Thoracic Society (ATS) y la European Respiratory Society (ERS),[2] las enfermedades pulmonares intersticiales difusas se dividen en tres grupos. El primero lo forman aquellas que se asocian a otras enfermedades o bien son de causa conocida (secundarias a enfermedades del tejido conectivo, fármacos, polvos orgánicos e inorgánicos...). En el segundo grupo están las que presentan una histología bien definida con una presentación clínica característica, a pesar de que pueden ser también de origen idiopático (p. ej., sarcoidosis, linfangioleiomiomatosis, histiocitosis de células de Langerhans). Por último, el tercer grupo, que es el que nos ocupa en este capítulo, está constituido por las neumonías intersticiales idiopáticas. En la tabla 1 se muestra la clasificación actual de las enfermedades pulmonares intersticiales difusas.

Las neumonías intersticiales idiopáticas presentan unas alteraciones radiológicas y anatomopatológicas similares. La fibrosis pulmonar idiopática es la más representativa de este grupo y la explicaremos con mayor detenimiento.

Tradicionalmente, las neumonías intersticiales idiopáticas se han caracterizado por presentar con frecuencia un difícil diagnóstico diferencial entre ellas y por no disponer en general de un tratamiento efectivo. En los últimos años se han experimentado numerosos avances en relación a su diagnóstico y tratamiento, en concreto de la fibrosis pulmonar idiopática. Al respecto destaca:

- Un mayor conocimiento de las bases fisiopatológicas de la fibrosis pulmonar idiopática, con abandono de las teorías «proinflamatorias» por aquellas que proponen

Neumonías intersticiales idiopáticas	Mayores	Fibrosis pulmonar idiopática
		Neumonía intersticial no específica
		Neumonía organizada criptogénica
		Bronquiolitis respiratoria asociada a enfermedad pulmonar intersticial difusa
		Neumonía intersticial descamativa
		Neumonía intersticial aguda
	Poco frecuentes	Fibroelastosis pleuroparenquimatosa idiopática
		Neumonía intersticial linfocítica
	Neumonía intersticial idiopática no clasificable	
Enfermedades pulmonares intersticiales difusas de causa conocida o secundarias	Enfermedades del tejido conectivo	
	Polvos inorgánicos	
	Polvos orgánicos	
	Toxicidad farmacológica	
	Asociadas a enfermedades hereditarias	
Primarias o asociadas a otros procesos no definidos	Enfermedad de células de Langerhans	
	Proteinosis alveolar	
	Linfangioleiomiomatosis	
	Eosinofilia pulmonar	
	Amiloidosis	
	Enfermedades granulomatosas (p. ej., sarcoidosis)	
	Hemosiderosis pulmonar idiopática	

Tabla 1. Clasificación de las enfermedades pulmonares intersticiales difusas después de la revisión del consenso ATS/ERS del año 2013.

el predominio de los mediadores «profibróticos» a partir de una lesión epitelial alveolar de origen desconocido.

- La mejora en las técnicas diagnósticas, sobre todo con la tomografía computarizada de alta resolución (TCAR). Existe una mejor interpretación de los resultados debido a la necesidad de establecer un consenso multidisciplinario (clínico, radiológico y patológico) durante todo el procedimiento diagnóstico.

- Un mejor conocimiento de la evolución natural de la enfermedad y la disposición de numerosos estudios con biomarcadores.

- Como consecuencia de un mayor conocimiento de la fisiopatología y una mejor diferenciación entre las diferentes neumonías intersticiales idiopáticas, se han realizado numerosos ensayos clínicos con diferentes fármacos antifibróticos, algunos de ellos con resultados esperanzadores.

2　Epidemiología

No existen estudios diseñados para conocer la epidemiología global de todas las enfermedades pulmonares intersticiales difusas, aunque conocemos que la más frecuente es la fibrosis pulmonar idiopática, seguida de las neumonitis por hipersensibilidad, la sarcoidosis y las enfermedades pulmonares intersticiales difusas asociadas a enfermedades del tejido conectivo.[3,4]

La fibrosis pulmonar idiopática es una enfermedad minoritaria. Según los últimos datos, se cree que en España la incidencia es de 4,6 a 7,4/100.000 habitantes y la prevalencia de 13 a 20/100.000 habitantes; ambas han aumentado en los últimos años debido al envejecimiento de la población y a un mayor diagnóstico. La fibrosis pulmonar idiopática es más frecuente en los hombres, con una proporción de 1,5 a 2 hombres por cada mujer.[1]

3　Diagnóstico

El diagnóstico supone un proceso multidisciplinario en el que intervienen neumólogos, radiólogos y patólogos expertos, que evalúan las sucesivas pruebas realizadas al paciente con sospecha de una enfermedad pulmonar intersticial difusa. La evolución variable de estas enfermedades, con nueva sintomatología durante su curso, hace que en ocasiones deba replantearse el diagnóstico inicial, por lo que es un proceso dinámico.

La anamnesis es la parte más importante, porque a partir de ella basaremos nuestra sospecha clínica, y debe ser exhaustiva. Interrogaremos sobre edad (algunas enfermedades pulmonares intersticiales difusas se presentan con mayor frecuencia a ciertas edades), sexo y antecedentes familiares del paciente, fármacos administrados previamente, hábito tabáquico y exposiciones a agentes orgánicos e inorgánicos en ambientes laborales y de tiempo libre.

La forma de presentación clínica más frecuente es con tos seca y disnea de esfuerzo progresiva.[1]

Además, estaremos atentos a cualquier síntoma extrapulmonar (debilidad muscular, disfagia, pérdida de agudeza visual…) que nos oriente hacia una enfermedad pulmonar intersticial difusa secundaria a una enfermedad del tejido conectivo. La ausencia de estos síntomas no la excluye, ya que la alteración pulmonar puede ser la primera manifestación.

Es de vital importancia una exploración física detallada. La presencia de crepitantes secos bilaterales de predominio basal en la auscultación respiratoria es el hallazgo más frecuente en las enfermedades pulmonares intersticiales difusas (presente en el 90 % de los pacientes con fibrosis pulmonar idiopática), junto con acropaquias en las formas más evolucionadas. Prestaremos especial atención a aquellos signos que nos orienten a enfermedades pulmonares intersticiales difusas secundarias a otras patologías. Así, la presencia de esclerodactilia, telangiectasias y fenómeno de Raynaud se observa en los pacientes con esclerodermia; eritema nudoso, en la sarcoidosis; debilidad muscular en las cinturas y pápulas de Gottron, en la polimiositis-dermatomiositis; artralgias-sinovitis, en la artritis reumatoide; y queratoconjuntivitis seca, en el síndrome de Sjögren.

En las pruebas de laboratorio puede haber una elevación de los reactantes de fase aguda o positividad de los anticuerpos antinucleares o del factor reumatoide. Todos estos hallazgos son inespecíficos.[1,2] Sí son de utilidad las determinaciones que nos indiquen la existencia de enfermedades del tejido conectivo (marcadores de autoinmunidad) y las que nos permitan determinar la presencia de un antígeno causante en las neumonitis por hipersensibilidad.

La radiografía de tórax es parte inicial del estudio de las enfermedades pulmonares intersticiales difusas, aunque la introducción y la mejora técnica de la TCAR torácica en los últimos años es lo que ha supuesto el mayor avance diagnóstico. El tipo de patrón radiológico y la distribución de las lesiones pueden orientarnos al diagnóstico.[5] Además, la TCAR torácica ha permitido que el diagnóstico de enfermedad pulmonar intersticial difusa más frecuente, la fibrosis pulmonar idiopática, pueda realizarse por criterios clínico-radiológicos sin necesidad de disponer de la anatomía patológica.[2]

Las pruebas de función pulmonar son un elemento básico en el diagnóstico. En estas enfermedades, la función pulmonar se caracteriza por presentar un patrón ventilatorio de tipo restrictivo (cociente entre volumen espiratorio máximo y capacidad vital forzada [FEV1/FVC] > 70 %, con FVC y capacidad pulmonar total < 80 %) junto a una disminución de la capacidad de difusión del monóxido de carbono (DLCO), aunque un patrón ventilatorio de tipo obstructivo (FEV1/FVC < 70 % con FEV1 < 80 %) puede verse en enfermedades como la sarcoidosis y la histiocitosis de células de Langerhans.[6]

En la prueba de la marcha de 6 minutos es característica la presencia de desaturación de oxígeno al esfuerzo. Este hallazgo se correlaciona con el pronóstico y la presencia de hipertensión arterial pulmonar asociada.[7]

Una de las técnicas utilizadas en el diagnóstico de las enfermedades pulmonares intersticiales difusas mediante endoscopia respiratoria es el lavado broncoalveolar (LBA). Existe una buena correlación entre la celularidad obtenida mediante LBA y la observada en muestras de biopsia pulmonar abierta. Además, la buena tolerancia del procedimiento y la relativa ausencia de complicaciones importantes son factores que contribuyeron a la expansión de su uso. Existen tres enfermedades que pueden diagnosticarse directamente con el LBA:

- Proteinosis alveolar: presencia de material lipoproteináceo con tinción de PAS (ácido periódico de Schiff) positiva.
- Histiocitosis de células de Langerhans: células con gránulos de Birbeck y marcaje CD1 positivo.
- Eosinofilia pulmonar: porcentaje elevado de eosinófilos en el LBA.

En el resto de enfermedades pulmonares intersticiales difusas el LBA ayuda a realizar el diagnóstico, pero no permite confirmarlo. Así, la presencia de linfocitosis en el LBA puede orientar hacia una neumonitis por hipersensibilidad, pero también se observa en una toxicidad pulmonar farmacológica. El estudio de subpoblaciones linfocitarias es de utilidad en el diagnóstico de la sarcoidosis.[8]

Los estudios anatomopatológicos suelen ser la técnica de referencia para las enfermedades pulmonares intersticiales difusas, y en pocas de ellas puede establecerse el diagnóstico definitivo sin disponer de una muestra de tejido pulmonar (como el caso de la fibrosis pulmonar idiopática antes comentado). La biopsia transbronquial tiene un mayor rendimiento diagnóstico en las enfermedades de distribución centrolobulillar y linfática, como la sarcoidosis, y no es de utilidad en la fibrosis pulmonar idiopática ni en otras neumonías intersticiales idiopáticas, a excepción de la neumonía organizada criptogénica. En ocasiones hay que realizar una biopsia pulmonar quirúrgica para obtener un diagnóstico definitivo. Siempre debe valorarse la relación riesgo-beneficio, individualizando el riesgo quirúrgico según el estado clínico del paciente y el cambio de actitud terapéutica que se derive de obtener un diagnóstico definitivo. Tras la biopsia pulmonar, debe establecerse el diagnóstico definitivo en conjunción con los hallazgos clínicos y radiológicos previos. Esto es así porque hay patrones histopatológicos comunes a diferentes enfermedades. De este modo, la biopsia pulmonar de un paciente con fibrosis pulmonar idiopática puede ser indistinguible de la de otro paciente con una neumonitis por hipersensibilidad crónica, toxicidad farmacológica pulmonar evolucionada o con una enfermedad pulmonar intersticial difusa secundaria a una artritis reumatoide.[1,2]

4   Neumonías intersticiales idiopáticas

La clasificación de las neumonías intersticiales idiopáticas del consenso ATS/ERS del año 2002[2] ha sido recientemente revisada.[9] Se dividen en tres grupos: las mayores (fibrosis pulmonar idiopática, neumonía intersticial no específica, bronquiolitis respiratoria asociada a enfermedades pulmonares intersticiales difusas, neumonía intersticial descamativa, neumonía organizada criptogénica y neumonía intersticial aguda), las poco frecuentes (neumonía intersticial linfoide y fibroelastosis pleuroparenquimatosa idiopática) y las inclasificables.

4.1 *Neumonías intersticiales idiopáticas mayores*

4.1.1 *Fibrosis pulmonar idiopática*

La fibrosis pulmonar idiopática es una neumonía intersticial idiopática fibrosante que se asocia al patrón radiológico e histológico de neumonía intersticial usual.[10] Es la más frecuente dentro del grupo de las neumonías intersticiales idiopáticas. Su origen es desconocido, aunque se propone que pueda deberse a diversos factores de exposición en aquellos pacientes que tengan una predisposición genética. Los factores conocidos y asociados a una mayor predisposición a padecer fibrosis pulmonar idiopática son los genéticos, el tabaco y otras exposiciones ambientales, además del reflujo gastroesofágico y algunas infecciones víricas.[11-15]

La investigación en fibrosis pulmonar idiopática de los últimos años se ha centrado en mejorar el diagnóstico para poder hacerlo en fases precoces e identificar aquellos pacientes que están en riesgo de progresión de la enfermedad. Un diagnóstico en las fases iniciales permite mejorar la supervivencia y disminuir los costes del procedimiento diagnóstico. Con este objetivo ya se están desarrollando protocolos que permitan el cribado de la enfermedad en la población considerada de riesgo.

El procedimiento diagnóstico se iniciará en aquellos pacientes que presenten un cuadro clínico sugestivo. Los pacientes con fibrosis pulmonar idiopática suelen referir disnea progresiva y tos no productiva. En la exploración física destaca la presencia de crepitantes en la auscultación respiratoria y acropaquias en las formas más evolucionadas.[16] La TCAR es la técnica que ha permitido, en los últimos años, un mayor avance en el diagnóstico de la fibrosis pulmonar idiopática. Tiene por objetivo identificar hallazgos radiológicos compatibles con el patrón de neumonía intersticial usual:[10]

– Afectación pulmonar de predominio basal y subpleural.
– Patrón reticular.
– Panalización con o sin bronquiectasias de tracción.
– No presencia de quistes, nódulos ni otros hallazgos no típicos del patrón radiológico de neumonía intersticial usual. El componente inflamatorio en «vidrio deslustrado» debe de ser mínimo.

El diagnóstico de certeza de neumonía intersticial usual sólo puede realizarse si se cumplen los cuatro criterios. De otra manera, deberá hacerse una biopsia pulmonar quirúrgica. El patrón histopatológico característico de la fibrosis pulmonar idiopática, al igual que el radiológico de la TCAR, es el de neumonía intersticial usual que se caracteriza por:[10]

- Fibrosis marcada o distorsión de la arquitectura pulmonar con o sin panalización y de predomino subpleural y paraseptal.
- Lesiones parcheadas en las que se combinan áreas fibróticas con áreas de pulmón sano.
- Presencia de focos fibroblásticos en áreas de interfase pulmón sano-pulmón fibrótico.
- Ausencia de hallazgos no típicos de neumonía intersticial usual (granulomas, membranas hialinas...).

Se están realizando estudios que permitan validar el uso diagnóstico de sondas de crioterapia para la realización de biopsias transbronquiales en las enfermedades pulmonares intersticiales difusas.[17,18] Respecto a una biopsia transbronquial habitual, la muestra obtenida mediante sondas de crioterapia es mayor y estructuralmente más preservada. Esta técnica está ofreciendo unas cifras de morbimortalidad bajas (mortalidad de un 1 %). La localización subpleural y heterogénea de las lesiones en la fibrosis pulmonar idiopática es el principal motivo que puede limitar su utilidad.

Tras disponer de las imágenes de la TCAR (patrón de neumonía intersticial usual, posible o descartada) y de los resultados de la anatomía patológica (patrón de neumonía intersticial usual, posible, probable o descartada), la evaluación conjunta por un comité multidisciplinario sirve para establecer el diagnóstico de fibrosis pulmonar idiopática, excluirlo o bien mantenerlo como posible o probable.[16]

La predicción del riesgo en los pacientes con fibrosis pulmonar idiopática es un reto debido a la evolución heterogénea que presentan. Las características propias del paciente, como el sexo, la edad y la función pulmonar (FVC y DLCO), se asocian con su supervivencia. Se han realizado modelos predictivos basados en sistemas de estadiaje, similares a los existentes en otras patologías como el asma o la enfermedad pulmonar obstructiva crónica, que combinan estas variables específicas del paciente con variables propias de la enfermedad (p. ej., el modelo GAP *[Gender, Age, Physiology]*).[19] El biomarcador ideal será aquel que sea fácil de obtener (p. ej., los determinados en muestras de sangre periférica), que requiera técnicas habituales y que esté validado. Durante estos años destacan los estudios de marcadores que permitan un mejor diagnóstico (KL-6, SP-A, SP-D, metaloproteinasas), nos indiquen la susceptibilidad al desarrollo de la enfermedad (telomerasa, MUC5B), el pronóstico (KL-6, CCL-18, fibrocitos, MMP-7, ICAM-1) o el grado de actividad de la enfermedad (KL-6, CCL-18, MMP-7 y SP-A).[20-23] De estos estudios puede concluirse que la utilización conjunta de varios biomarcadores permite un mejor diagnóstico de la fibrosis pulmonar idiopática respecto a otras enfermedades con las que habitualmente se realiza el diagnóstico diferencial, pero todos precisan su validación con mayores estudios multicéntricos.

Desde la aparición de las nuevas teorías fisiopatológicas de la enfermedad se han abierto nuevas vías de investigación y han proliferado los ensayos clínicos (véase la figura 1). Se aceptó que la enfermedad se origina sin una inflamación previa, lo que explica que los tratamientos antiinflamatorios e inmunomoduladores utilizados hasta la fecha no fueran efectivos. Es la llamada era «antifibrótica» del tratamiento de la fibrosis pulmonar idiopática.[16,24] Por ahora sólo existen dos tratamientos que han demostrado utilidad, aparte de la oxigenoterapia y del trasplante pulmonar:[16]

- La pirfenidona es un inhibidor del factor de crecimiento transformante beta 1, uno de los principales mediadores profibróticos implicados en la etiología de la fibrosis pulmonar idiopática. Su única indicación es en los pacientes con fibrosis pulmonar idiopática leve a moderada (FVC >50 % y DLCO >35 %) a dosis de 2403 mg/24 h. Desde la publicación del consenso ATS/ERS sobre el diagnóstico y el tratamiento de la fibrosis pulmonar idiopática en el año 2011[10] han aparecido nuevos estudios que aumentan la evidencia del uso de pirfenidona en los pacientes con fibrosis pulmonar idiopática leve-moderada, como son el análisis conjunto de ambos estudios CAPACITY,[25,26] la publicación de los resultados del metaanálisis de la Cochrane[27] y la disposición de datos del estudio en fase abierta RECAP. Todo ello ha permitido la aprobación del fármaco en la Unión Europea,

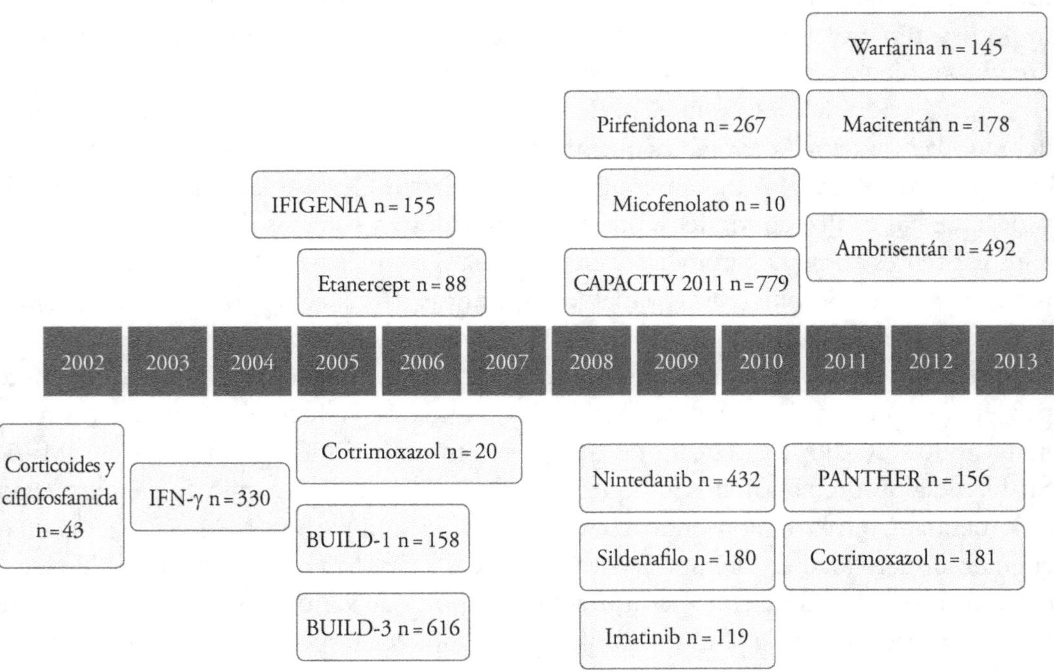

Figura 1. Ensayos clínicos en fibrosis pulmonar idiopática realizados desde el año 2002.

Ensayo clínico	Dosis	N	Cambios en la capacidad vital
Azuma *et al.*[42]	1800 mg/día Placebo	72 35	Aumento 100 ml
Taniguchi *et al.*[26]	1800 mg/día 1200 mg/día Placebo	108 55 104	Aumento 70 ml
PIPF 004[25]	2403 mg/día 1197 mg/día Placebo	174 174 87	Aumento un 4 % pred.
PIPF 006[25]	2403 mg/día Placebo	171 173	NS

N: número de pacientes por tratamiento; NS: no significativo

Tabla 2. Resumen de los cuatro ensayos clínicos realizados con pirfenidona.

aunque la introducción en los diferentes sistemas sanitarios se está realizando de forma dispar. En la tabla 2 vemos un resumen de los resultados de los ensayos clínicos con pirfenidona.

- La N-acetilcisteína aumenta la síntesis de glutatión, con efectos antioxidantes. En la fibrosis pulmonar idiopática está indicada a dosis de 1800 mg/día (repartidos en tres dosis). En el estudio IFIGENIA[28] ha demostrado una menor tasa de deterioro funcional respiratorio. Destacan los resultados del estudio PANTHER,[29] que objetivó un aumento de la mortalidad en el brazo de tratamiento con triple terapia (N-acetilcisteína, prednisona y azatioprina). Era un tratamiento ampliamente aceptado en la fibrosis pulmonar idiopática, pero estos resultados desaconsejaron su uso.

Otros tratamientos, como los corticosteroides en monoterapia, la anticoagulación oral, el bosentán, el etanercept y el interferón gamma, tampoco están indicados en el tratamiento de la fibrosis pulmonar idiopática.

En la figura 2 se resume el algoritmo de tratamiento de la fibrosis pulmonar idiopática basado en la normativa SEPAR del año 2013.

Es de vital importancia el tratamiento de la comorbilidad, y así se ha reflejado en las últimas guías clínicas,[10,16] en las que recibe una especial atención. Entre la comorbilidad más habitual destaca la hipertensión arterial pulmonar, que está presente en un 8-15 % de los pacientes con fibrosis pulmonar idiopática en el momento del diagnóstico[30] y en un 30-45 % durante la evaluación del trasplante pulmonar.[31] Su tratamiento específico con sildenafilo, basado en dos ensayos aleatorizados no controlados,

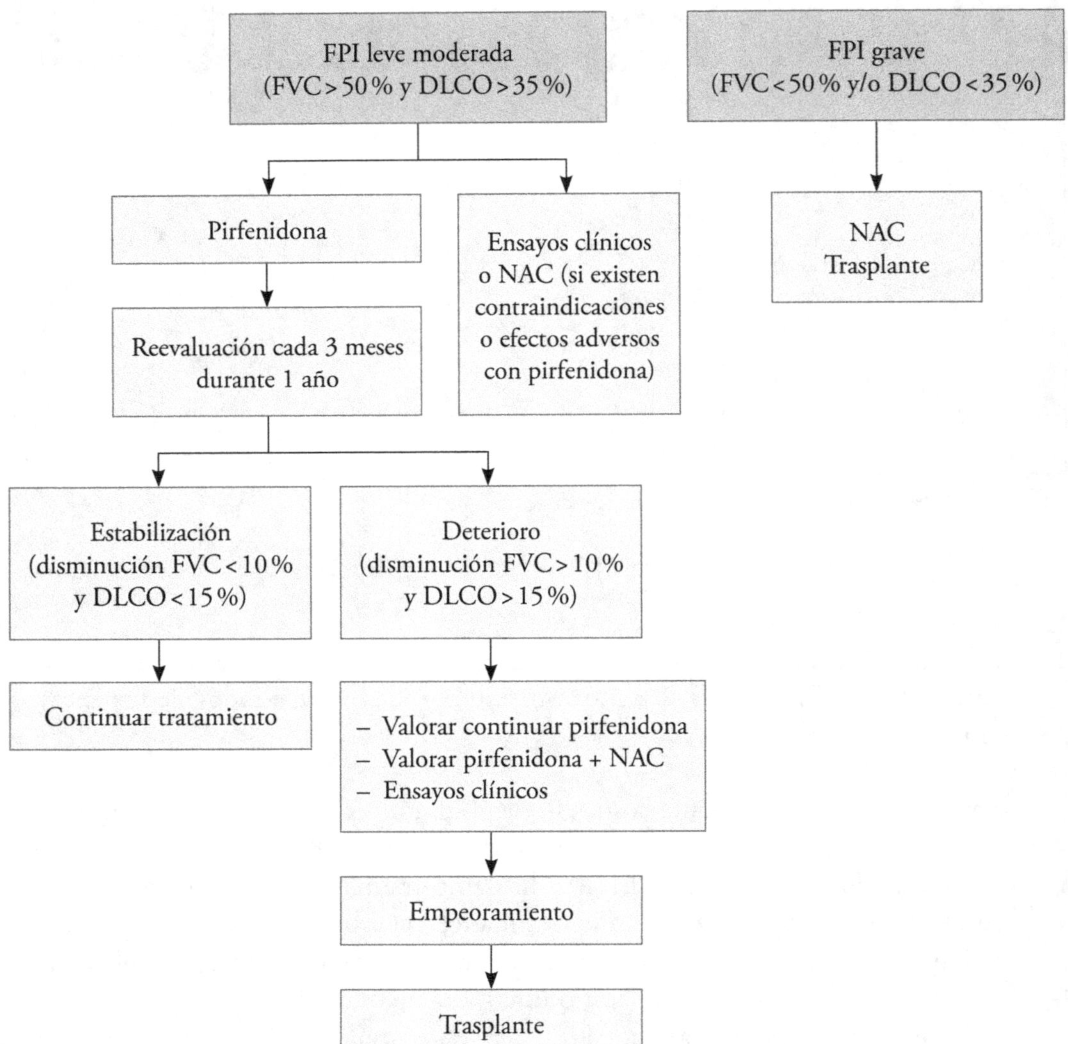

Figura 2. Algoritmo de tratamiento de la fibrosis pulmonar idiopática basado en la normativa SEPAR del año 2013. FVC, capacidad vital forzada; DLCO, capacidad de difusión de monóxido de carbono; NAC, N-acetilcisteína.

tiene un bajo nivel de evidencia en los pacientes con hipertensión arterial pulmonar grave.[32-34] Otra comorbilidad frecuente es el reflujo gastroesofágico, que podría ser una de las causas de daño epitelial alveolar en el inicio de la fibrosis pulmonar idiopática. Recientes estudios retrospectivos objetivan una disminución en el deterioro de la FVC en los pacientes tratados con inhibidores de la bomba de protones respecto a los no tratados, si bien para su indicación generalizada en todos los pacientes son precisos nuevos ensayos clínicos.[35]

4.1.2 Neumonía intersticial no específica

Es «no específica» ya que se definió inicialmente por presentar similitudes histológicas con otras neumonías intersticiales idiopáticas, pero no cumplía criterios para poder realizar un diagnóstico concreto de ninguna de ellas. Actualmente está aceptada como enfermedad propia.[36] Puede ser idiopática o secundaria a otras enfermedades, como las del tejido conectivo (polimiositis-dermatomiositis, artritis reumatoide, síndrome de Sjögren, esclerosis sistémica),[2] la infección por el virus de la inmunodeficiencia humana y la neumonitis por hipersensibilidad, o por toxicidades farmacológicas. Se clasifica según las características histológicas y puede ser de predominio inflamatorio, fibrótico o mixto.[37] Estos patrones histológicos tienen su equivalente radiológico en la TCAR torácica, que muestra patrones reticulares, bronquiectasias de tracción y «vidrio deslustrado». A diferencia del patrón de neumonía intersticial usual, la TCAR torácica no es tan precisa en el diagnóstico del patrón de neumonía intersticial no específica, por lo que es frecuente recurrir a la biopsia pulmonar quirúrgica que lo confirme.

El tratamiento de la neumonía intersticial no específica idiopática consiste en glucocorticoides orales en dosis de 1 mg/kg al día, hasta un máximo de 60 mg al día que se reducen progresivamente en función de la evolución del paciente.[38] En los pacientes que no respondan al tratamiento o precisen altas dosis de esteroides para controlar la enfermedad puede iniciarse tratamiento con azatioprina. Las dosis se ajustan según las concentraciones plasmáticas de tiopurina metiltransferasa hasta un máximo de 150 mg al día. Otros tratamientos propuestos son la ciclofosfamida y la ciclosporina. En caso de progresión debe considerarse el trasplante pulmonar.[2]

4.1.3 Neumonía organizada criptogénica

La neumonía organizada criptogénica es la forma idiopática de la neumonía organizada que podemos ver en las enfermedades del tejido conectivo, en otras enfermedades pulmonares intersticiales difusas o en casos de toxicidad farmacológica. Su incidencia y su prevalencia son desconocidas, así como su etiopatogenia exacta, aunque se ha visto un aumento de los factores de crecimiento endotelial vascular y de las metaloproteinasas de matriz. Es más frecuente en la quinta y la sexta décadas de la vida, y afecta a hombres y mujeres por igual. Los pacientes presentan tos, disnea, fiebre y mialgias generalizadas, lo que nos obliga a realizar un diagnóstico diferencial con la neumonía adquirida en la comunidad, si bien el cuadro suele ser subagudo (semanas a meses de evolución). La radiografía de tórax muestra infiltrados pulmonares bilaterales y periféricos, pero pueden observarse infiltrados lobares como en la neumonía adquirida en la comunidad. El LBA, aunque es inespecífico, permite realizar el diagnóstico diferencial con otras enfermedades como la neumonía eosinófila.

El tratamiento de elección son los glucocorticoides orales, pero no existen estudios que definan la dosis de inicio. Una dosis aceptada es mantener 0,75-1 mg/kg al día durante 4-8 semanas y después disminuirla progresivamente. El 60 % de los pacientes presentan una correcta respuesta al tratamiento, aunque un 33 % presentan recurrencias durante la disminución de la dosis.[2,39]

4.1.4   *Bronquiolitis respiratoria asociada a enfermedades pulmonares intersticiales difusas*

La bronquiolitis respiratoria es una lesión histológica frecuente en fumadores asintomáticos. La asociada a enfermedad pulmonar intersticial difusa se define por la presencia única de esta lesión histológica en un paciente fumador activo con un cuadro clínico, funcional y radiológico sugestivo de enfermedad pulmonar intersticial difusa. La etiología exacta es desconocida, pero la mayoría de los pacientes son o han sido fumadores, lo que se confirma por la frecuente mejoría del cuadro clínico tras el abandono del hábito tabáquico. Se acepta el diagnóstico sin necesidad de anatomía patológica en aquellos casos con TCAR típica (opacidades en «vidrio deslustrado» con nódulos centrolobulillares) en pacientes fumadores y con un LBA concordante (macrófagos pigmentados y ausencia de linfocitosis).[2,9,40]

4.1.5   *Neumonía intersticial descamativa*

La neumonía intersticial descamativa, al igual que la bronquiolitis respiratoria asociada a enfermedad pulmonar intersticial difusa, afecta a pacientes fumadores (> 90 %), aunque también se ha visto en casos de enfermedades del tejido conectivo. Igualmente es más frecuente en la cuarta y la quinta décadas de la vida, y comparten características clínicas y patológicas, si bien la bronquiolitis respiratoria asociada a enfermedad pulmonar intersticial difusa tiene una distribución bronquiolocéntrica y la neumonía intersticial descamativa presenta una distribución más difusa, con engrosamiento de los septos alveolares por infiltrado inflamatorio. También presenta buena respuesta al cese tabáquico. En los casos con mala evolución clínica está indicado el tratamiento con glucocorticoides orales.[2,9,40]

4.1.6   *Neumonía intersticial aguda*

La neumonía intersticial aguda o síndrome de Hamman-Rich es una forma rara y fulminante de daño pulmonar difuso que en general ocurre en individuos previamente sanos.[2] Tiene una progresión rápida, con unos pródromos consistentes en fiebre, tos y disnea de 7-14 días de evolución. El diagnóstico se basa en la presencia de clínica de distrés respiratorio agudo y confirmación histológica de daño alveolar difuso. El tratamiento incluye soporte ventilatorio, con ventilación invasiva o no invasiva, ya que la mayoría de los pacientes presentan insuficiencia respiratoria. Los glucocorticoides en dosis altas son el tratamiento de elección.[41]

4.2 Neumonías intersticiales idiopáticas poco frecuentes

4.2.1 Neumonía intersticial linfocítica

La neumonía intersticial linfocítica es una rara neumonía intersticial idiopática que se caracteriza por infiltración del intersticio y del espacio alveolar por linfocitos y células plasmáticas. Es frecuente que sea la expresión pulmonar de enfermedades hematológicas linfoproliferativas, aunque un 20 % de los casos son idiopáticos. El diagnóstico es anatomopatológico, si bien el LBA puede orientarlo al mostrar un marcado predominio linfocítico. Basándose en series de casos clínicos, parece que el tratamiento aceptado son los glucocorticoides orales en dosis de 1 mg/kg al día.[2]

4.2.2 Fibroelastosis pleuroparenquimatosa idiopática

Es una neumonía intersticial idiopática poco frecuente. Consiste en fibrosis de la pleura y del parénquima pulmonar subpleural, con frecuencia en los lóbulos pulmonares superiores. La TCAR muestra consolidaciones subpleurales con bronquiectasias de tracción, desestructuración y pérdida de volumen. Son frecuentes las infecciones recurrentes y el neumotórax. El patrón histológico es variado, pero predomina el de neumonía intersticial usual.[9]

4.3 Neumonías intersticiales idiopáticas no clasificables

Existen casos de neumonía intersticial idiopática que no pueden clasificarse en ninguna de las clases descritas en el consenso de la ATS/ERS del año 2002[2]. Suelen deberse a una discordancia entre los datos clínicos, radiológicos y patológicos, como por ejemplo en aquellos pacientes que han recibido un tratamiento previo que ha modificado los patrones radiológicos o anatomopatológicos y muestran sólo un patrón de neumonía intersticial no específica residual.[9]

Bibliografía

1. Xaubet A, Ancochea J, Blanquer R, *et al*. Diagnóstico y tratamiento de las enfermedades pulmonares intersticiales difusas. Arch Bronconeumol. 2003; 39: 580-600.

2. American Thoracic Society/European Respiratory Society International Multidisciplinary Consensus Classification of the Idiopathic Interstitial Pneumonias. This joint statement of the American Thoracic Society (ATS), and the European Respiratory Society (ERS) was adopted by the ATS board of directors, June 2001 and by the ERS Executive Committee, June 2001. Am J Resp Crit Care Med. 2002; 165: 277-304.

3. Xaubet A, Ancochea J, Morell F, *et al.* Report on the incidence of interstitial lung diseases in Spain. Sarcoidosis Vasc Diffuse Lung Dis. 2004; 21: 64-70.

4. Raghu G, Weycker D, Edelsberg J, *et al.* Incidence and prevalence of idiopathic pulmonary fibrosis. Am J Resp Crit Care Med. 2006; 174: 810-16.

5. Hansell DM, Bankier AA, MacMahon H, *et al.* Fleischner Society: glossary of terms for thoracic imaging. Radiology. 2008; 246: 697-722.

6. Chetta A, Marangio E, Olivieri D. Pulmonary function testing in interstitial lung diseases. Respiration. 2004; 71: 209-13.

7. Chetta A, Aiello M, Foresi A, *et al.* Relationship between outcome measures of six-minute walk test and baseline lung function in patients with interstitial lung disease. Sarcoidosis Vasc Diffuse Lung Dis. 2001; 18: 170-5.

8. Ohshimo S, Bonella F, Cui A, *et al.* Significance of bronchoalveolar lavage for the diagnosis of idiopathic pulmonary fibrosis. Am J Respir Crit Care Med. 2009; 179: 1043-7.

9. Travis WD, Costabel U, Hansell DM, *et al.* An official American Thoracic Society/European Respiratory Society statement: Update of the international multidisciplinary classification of the idiopathic interstitial pneumonias. Am J Respir Crit Care Med. 2013; 188: 733-48.

10. Raghu G, Collard HR, Egan JJ, *et al.* An official ATS/ERS/JRS/ALAT statement: idiopathic pulmonary fibrosis: evidence-based guidelines for diagnosis and management. Am J Respir Crit Care Med. 2011; 183: 788-824.

11. Lee JS, Ryu JH, Elicker BM, *et al.* Gastroesophageal reflux therapy is associated with longer survival in patients with idiopathic pulmonary fibrosis. Am J Respir Crit Care Med. 2011; 184: 1390-4.

12. Macneal K, Schwartz DA. The genetic and environmental causes of pulmonary fibrosis. Proc Am Thorac Soc. 2012; 9: 120-5.

13. Pinheiro GA, Antao VC, Wood JM, *et al.* Occupational risks for idiopathic pulmonary fibrosis mortality in the United States. Int J Occup Environ Health. 2008; 14: 117-23.

14. Seibold MA, Wise AL, Speer MC, *et al.* A common MUC5B promoter polymorphism and pulmonary fibrosis. N Engl J Med. 2011; 364: 1503-12.

15. Taskar VS, Coultas DB. Is idiopathic pulmonary fibrosis an environmental disease? Proc Am Thorac Soc. 2006; 3: 293-8.

16. Xaubet A, Ancochea J, Bollo E, *et al.* Guidelines for the diagnosis and treatment of idiopathic pulmonary fibrosis. Arch Bronconeumol. 2013; 49: 343-53.

17. Tomassetti S, Cavazza A, Colby TV, *et al.* Transbronchial biopsy is useful in predicting UIP pattern. Respir Res. 2012; 13: 96.

18. Kropski JA, Pritchett JM, Mason WR, *et al.* Bronchoscopic cryobiopsy for the diagnosis of diffuse parenchymal lung disease. PloSone. 2013; 8: e78674.

19. Ryerson CJ, Vittinghoff E, Ley B, *et al.* Predicting survival across chronic interstitial lung disease: the ILD-GAP model. Chest. 2013. Oct 10. doi: 10.1378/chest.13-1474. [Epub ahead of print]

20. Vij R, Noth I. Peripheral blood biomarkers in idiopathic pulmonary fibrosis. Transl Res. 2012; 159: 218-27.

21. Richards TJ, Kaminski N, Baribaud F, *et al.* Peripheral blood proteins predict mortality in idiopathic pulmonary fibrosis. Am J Respir Critical Care Med. 2012; 185: 67-76.

22. Ishikawa N, Hattori N, Yokoyama A, *et al.* Utility of KL-6/MUC1 in the clinical management of interstitial lung diseases. Respir Investig. 2012; 50: 3-13.

23. Ley B, Collard HR, King TE, Jr. Clinical course and prediction of survival in idiopathic pulmonary fibrosis. Am J Respir Crit Care Med. 2011; 183: 431-40.

24. Behr J. Evidence-based treatment strategies in idiopathic pulmonary fibrosis. Eur Respir Rev. 2013; 22: 163-8.

25. Noble PW, Albera C, Bradford WZ, *et al.* Pirfenidone in patients with idiopathic pulmo-

nary fibrosis (CAPACITY): two randomised trials. Lancet. 2011; 377: 1760-9.

26. Taniguchi H, Ebina M, Kondoh Y, *et al.* Pirfenidone in idiopathic pulmonary fibrosis. Eur Respir J. 2010; 35: 821-9.

27. Spagnolo P, Del Giovane C, Luppi F, *et al.* Non-steroid agents for idiopathic pulmonary fibrosis. Cochrane Database Syst Rev. 2010; (9): CD003134.

28. Demedts M, Behr J, Buhl R, *et al.* High-dose acetylcysteine in idiopathic pulmonary fibrosis. N Engl J Med. 2005; 353: 2229-42.

29. Idiopathic Pulmonary Fibrosis Clinical Research Network, Raghu G, Anstrom KJ, King TE, Jr., *et al.* Prednisone, azathioprine, and N-acetylcysteine for pulmonary fibrosis. N Engl J Med. 2012; 366: 1968-77.

30. Kimura M, Taniguchi H, Kondoh Y, *et al.* Pulmonary hypertension as a prognostic indicator at the initial evaluation in idiopathic pulmonary fibrosis. Respiration. 2013; 85: 456-63.

31. Cottin V. Changing the idiopathic pulmonary fibrosis treatment approach and improving patient outcomes. Eur Respir Rev. 2012; 21: 161-7.

32. Han MK, Bach DS, Hagan PG, *et al.* Sildenafil preserves exercise capacity in patients with idiopathic pulmonary fibrosis and right-sided ventricular dysfunction. Chest. 2013; 143: 1699-708.

33. Collard HR, Anstrom KJ, Schwarz MI, *et al.* Sildenafil improves walk distance in idiopathic pulmonary fibrosis. Chest. 2007; 131: 897-9.

34. Pitsiou G, Papakosta D, Bouros D. Pulmonary hypertension in idiopathic pulmonary fibrosis: a review. Respiration. 2011; 82: 294-304.

35. Raghu G, Yang ST, Spada C, *et al.* Sole treatment of acid gastroesophageal reflux in idiopathic pulmonary fibrosis: a case series. Chest. 2006; 129: 794-800.

36. Travis WD, Hunninghake G, King TE, Jr., *et al.* Idiopathic nonspecific interstitial pneumonia: report of an American Thoracic Society project. Am J Respir Crit Care Med. 2008; 177: 1338-47.

37. Katzenstein AL, Fiorelli RF. Nonspecific interstitial pneumonia/fibrosis. Histologic features and clinical significance. Am J Surg Pathol. 1994; 18: 136-47.

38. Kondoh Y, Taniguchi H, Yokoi T, *et al.* Cyclophosphamide and low-dose prednisolone in idiopathic pulmonary fibrosis and fibrosing nonspecific interstitial pneumonia. Eur Respir J. 2005; 25: 528-33.

39. Bradley B, Branley HM, Egan JJ, *et al.* Interstitial lung disease guideline: the British Thoracic Society in collaboration with the Thoracic Society of Australia and New Zealand and the Irish Thoracic Society. Thorax. 2008; 63 (Suppl 5): v1-58.

40. Vassallo R, Ryu JH. Tobacco smoke-related diffuse lung diseases. Sem Respir Crit Care Med. 2008; 29: 643-50.

41. Avnon LS, Pikovsky O, Sion-Vardy N, *et al.* Acute interstitial pneumonia-Hamman-Rich syndrome: clinical characteristics and diagnostic and therapeutic considerations. Anesth Analg. 2009; 108: 232-7.

42. Azuma A, Nukiwa T, Tsuboi E, *et al.* Double-blind, placebo-controlled trial of pirfenidone in patients with idiopathic pulmonary fibrosis. Am J Respir Crit Care Med. 2005; 171: 1040-7.

Capítulo 8
Consecuencias cardiovasculares del síndrome de apneas-hipopneas del sueño

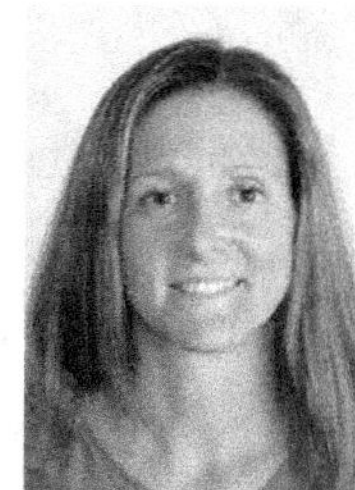

O. Mediano

Unidad de Trastornos Respiratorios del Sueño
Sección de Neumología
Hospital Universitario de Guadalajara
Guadalajara

Dirección para correspondencia
olgamediano@hotmail.com

Sinopsis

Los repetitivos eventos respiratorios producidos por el síndrome de apneas-hipopneas del sueño (SAHS) resultan en la aparición de hipoxia intermitente, cambios de presión intratorácica y microdespertares frecuentes en los pacientes, que serían los causantes del inicio de una cascada oxidativo-inflamatoria que podría estar involucrada en un incremento del riesgo cardiovascular. Según los estudios epidemiológicos, existe una mayor morbimortalidad cardiovascular entre los pacientes con SAHS más grave, que se normalizaría tras un tratamiento adecuado con presión positiva continua en la vía aérea (CPAP), lo que sugiere un papel del SAHS como factor independiente en esta relación. Para aportar evidencia científica a estos datos son necesarios grandes estudios aleatorizados que confirmen el efecto de dicho tratamiento en la reducción del posible riesgo.

1 Introducción

El síndrome de apneas-hipopneas del sueño (SAHS) es un trastorno caracterizado por ronquidos y repetidas apneas obstructivas (colapso completo de la vía aérea superior) o hipopneas (colapso parcial de la vía aérea superior) e hipoxia intermitente durante el sueño. Cinco o más apneas (o hipopneas) por hora de sueño se considera un índice anormal, y los sujetos afectados de forma grave pueden presentar cientos de estos eventos durante la noche. La mayoría de las apneas acaban con un microdespertar, y la fragmentación del sueño causada por estos microdespertares produce excesiva somnolencia diurna, uno de los síntomas más prominentes en el SAHS.[1]

Esta excesiva somnolencia diurna ha sido el síntoma que ha condicionado el tratamiento del SAHS durante años, fundamentalmente por su implicación en el deterioro de la calidad de vida de estos pacientes y por el incremento del riesgo de sufrir un accidente de tráfico relacionado con ella. Sin embargo, en los últimos años se han aportado datos que indican una mayor morbimortalidad cardiovascular, en especial en aquellos sujetos con un SAHS grave no tratado. Esta posible relación podría condicionar el diagnóstico y el tratamiento del paciente con sospecha o diagnóstico de SAHS.

El tratamiento del SAHS consiste en la aplicación de presión positiva continua en la vía aérea (CPAP) durante el sueño mediante una máscara nasal, lo que consigue eliminar de manera inmediata las apneas obstructivas y restablecer la calidad del sueño y la oxigenación.[2] El tratamiento es eficaz para normalizar el patrón respiratorio en la mayoría de los pacientes, y consigue el control de la sintomatología diurna en gran parte de ellos. Para que éste sea el resultado se requiere una adaptación y una adherencia al dispositivo por parte del paciente, que no siempre resulta sencilla.

2 El SAHS y su relación con el riesgo cardiovascular: estado actual del tema

Los datos publicados en la última década en cuanto a la implicación del SAHS en el riesgo cardiovascular han ido aportando evidencia a la realidad de esta relación. La gran mayoría de la información de que disponemos en este momento se basa en estudios básicos, retrospectivos, cohortes longitudinales y estudios transversales, pero son escasos los estudios aleatorizados realizados en grandes poblaciones y a largo plazo. Esto hace que existan indicios que apuntan a una posible relación del SAHS con un incremento del riesgo cardiovascular, pero no hay evidencia científica suficiente que demuestre que el SAHS es un factor totalmente independiente de dicho incremento y que la CPAP revierta tal riesgo.

2.1   De la vía aérea al corazón: plausibilidad biológica

Para que una causa pueda asociarse a una consecuencia debe haber una vía de conexión entre ambas que explique los mecanismos que las interrelacionan. En este sentido, existen numerosos estudios que analizan los mecanismos primarios e intermedios del SAHS que pondrían en marcha una cascada oxidativo-inflamatoria causante de la producción del riesgo cardiovascular en estos pacientes.

Entre los mecanismos primarios más estudiados se han implicado, en mayor o menor medida según los diversos autores, el patrón de pulsioximetría característico del SAHS (desaturación-reoxigenación reiterada), la «despertabilidad» (microdespertares inconscientes) y los cambios de presión intratorácica (véase la figura 1), sin que hasta la fecha se haya podido definir el papel específico de cada uno de ellos. Probablemente los tres mecanismos están implicados con diverso

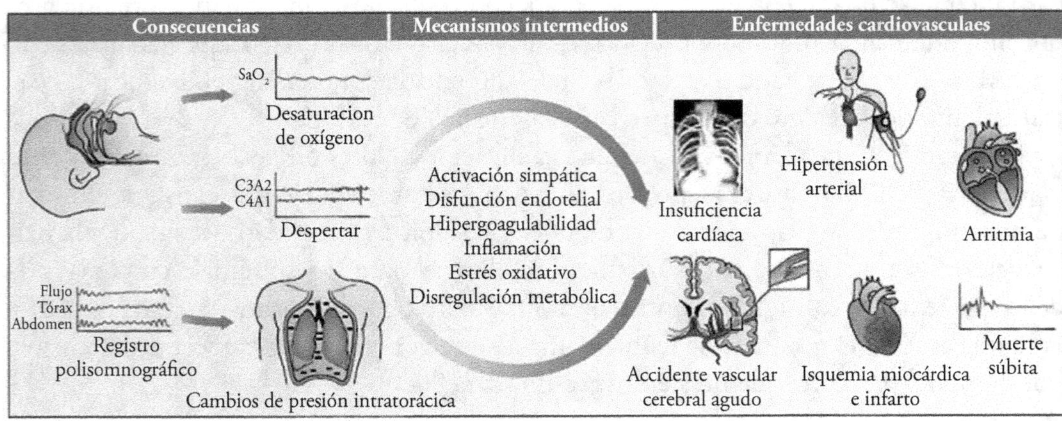

Figura 1. Consecuencias del SAHS y mecanismos intermedios potencialmente implicados en el riesgo cardiovascular. Los eventos asociados al colapso de la vía aérea producen desaturaciones repetidas, despertares y cambios de la presión intratorácica que activan mecanismos intermedios que asocian el SAHS con el inicio del riesgo cardiovascular. SaO₂, saturación de oxígeno. (Reproducida con permiso de: Sánchez-de-la-Torre M, Campos-Rodríguez F, Barbé F. Obstructive sleep apnoea and cardiovascular disease. Lancet Respir Med. 2013; 1: 61-72.)

protagonismo según el evento cardiovascular estudiado, y al mismo tiempo, en esta vía patogénica.

Estos mecanismos primarios desencadenan unos mecanismos intermedios que suponen la activación del proceso de riesgo cardiovascular. Como resultado de estos mecanismos intermedios se produce un incremento en la expresión de marcadores inflamatorios sistémicos, un predominio de la actividad del sistema nervioso simpático,[3] un deterioro de la función endotelial,[4] un incremento del estrés oxidativo y una cierta disregulación metabólica.[5] Estas anormalidades bioquímicas están implicadas todas ellas en la patogénesis de la enfermedad cardiovascular y cerebrovascular, y serían las causantes del incremento de los fenómenos cardiovasculares en el paciente con SAHS.

2.2 Estudios epidemiológicos

Existen tres estudios que requieren una mención por los datos que han aportado a la hora de establecer las bases de esta relación entre riesgo cardiovascular y SAHS.

La Cohorte de Wisconsin ha mostrado que el SAHS es un factor de riesgo independiente para hipertensión arterial,[6,7] y estudios observacionales longitudinales encontraron que es un predictor del desarrollo de hipertensión arterial en los sujetos que eran normotensos al inicio del estudio.[8] Análisis transversales de la misma cohorte hallaron que el SAHS es un factor de riesgo independiente para sufrir un accidente cerebrovascular agudo (ACVA), y cuatro años de seguimiento han mostrado que la incidencia de ACVA está independientemente relacionada con el SAHS.[9] En el *Sleep Heart Health Study*,[10,11] después de controlar los factores de confusión, el SAHS ha mostrado ser un factor de riesgo para hipertensión arterial, insuficiencia cardíaca y enfermedad coronaria.

En la mayor cohorte española estudiada,[12] tras 10 años de seguimiento de 780 pacientes y 264 controles sanos apareados por edad e índice de masa corporal se encontró una elevada incidencia de eventos cardiovascular fatales y no fatales en los pacientes con SAHS grave no tratado (definido por más de 30 apneas e hipopneas por hora de sueño), en comparación con la población sana. Los pacientes que fueron tratados correctamente con CPAP tuvieron un riesgo de muerte o de nuevos episodios cardiovascular similar al de los roncadores simples y los controles sanos (véase la figura 2). Mientras que estos datos sugieren una fuerte relación causal entre el SAHS y la enfermedad cardiovascular, no puede excluirse la posibilidad de que los pacientes cumplidores con la CPAP fueran también más cumplidores con la medicación cardiovascular y con los consejos de estilo de vida, y que hubieran recibido más atención médica.

Por tanto, y a pesar de los resultados arriba comentados, son necesarios estudios aleatorizados que demuestren si la CPAP tiene un impacto sobre la morbimortalidad en los pacientes con SAHS.

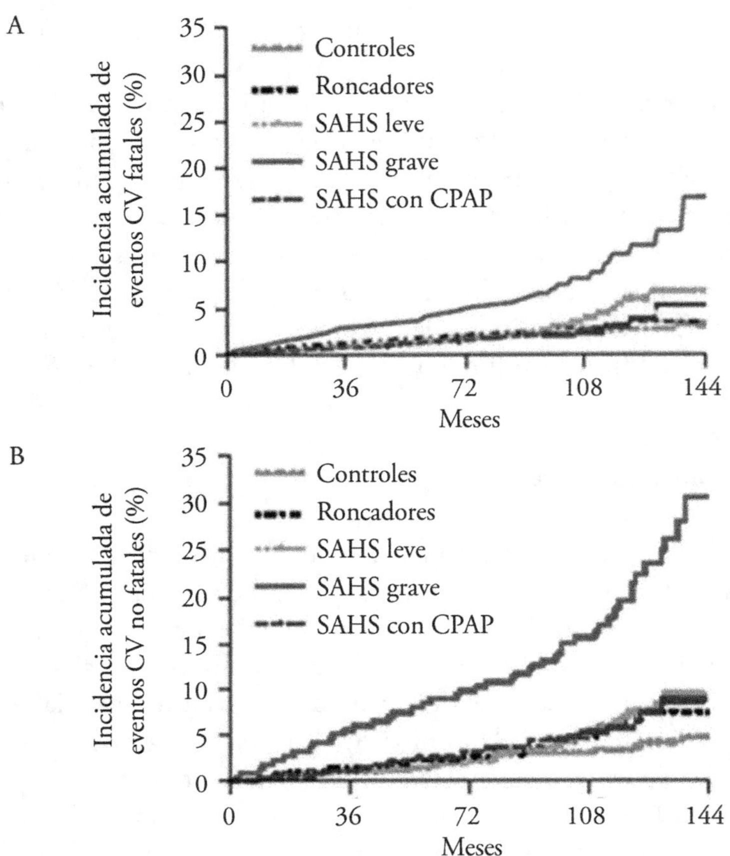

*Figura 2. Porcentaje acumulado de individuos con un nuevo evento cardiovascular fatal (A)
y no fatal (B) en cada uno de los cinco grupos estudiados. (Reproducida con permiso de ref. 12.)*

2.3 Eventos cardiovasculares

2.3.1 Hipertensión arterial

Entre los eventos cardiovasculares, uno de los que se dispone de mayor evidencia es la
implicación del SAHS en el desarrollo de hipertensión arterial. Estudios epidemiológicos
han observado una alta incidencia de hipertensión arterial entre los pacientes con SAHS,
así como una alta prevalencia de SAHS entre los hipertensos,[13] y han demostrado que padecer SAHS es un factor de riesgo independiente para la aparición de hipertensión arterial.
Además, el patrón de hipertensión arterial de los pacientes con SAHS, probablemente
desencadenado por la excesiva actividad simpática producida por el síndrome,[3] tiene unas
características especiales y se comporta como un patrón *non-dipper*[14] (en el que la presión
arterial no se reduce durante el periodo nocturno o incluso aumenta), afectando de ma-

nera especial al incremento en la presión diastólica. Este peculiar patrón de hipertensión arterial se ha relacionado en particular con incrementos aún mayores del riesgo cardiovascular. Además, existen datos suficientes que demuestran una relación de causalidad entre el SAHS y la hipertensión arterial resistente al tratamiento, y que la aplicación de CPAP ayuda a su control y reduce las cifras de presión arterial también en población general e hipertensos no resistentes, en una magnitud con impacto suficiente a la hora de reducir el riesgo cardiovascular.[15] Lo que sí parece importante es que, para que la reducción de las cifras de presión arterial sea significativa, la adherencia al tratamiento con CPAP debe ser alta y mantenerse en el tiempo,[16,17] así como que las cifras basales de hipertensión arterial sean más elevadas.

2.3.2   *Accidente cerebrovascular agudo*

Posiblemente la siguiente afección cardiovascular de relevancia asociada al SAHS sea el ACVA. La implicación del SAHS en el ACVA supone una relación bidireccional, en la cual el SAHS obstructivo podría estar implicado en el desarrollo del evento cerebrovascular y éste podría producir un síndrome de apneas centrales debido al daño cerebral del centro respiratorio.[18] Existe una alta incidencia de SAHS de carácter obstructivo previo a la producción del evento cerebrovascular, y su presencia ha mostrado tener un papel pronóstico en la recuperación de estos pacientes.[19] Por otro lado, se ha observado un incremento del síndrome de apneas centrales y respiración periódica de Cheyne-Stokes tras sufrir un accidente cerebrovascular agudo, que mejora con la evolución de éste. Durante el periodo de recuperación, la mejoría del síndrome se produce fundamentalmente a expensas del fenómeno central;[18] el tratamiento de los fenómenos obstructivos a veces resulta complicado por problemas de tolerancia asociados a este tipo concreto de pacientes. Por tanto, los estudios sugieren que el SAHS se comporta como un factor de riesgo para la aparición de ACVA, mientras que el ACVA parece ser la causa del síndrome de apneas centrales en estos pacientes.[11] El efecto de la CPAP sobre la mortalidad o la recuperación funcional, sin embargo, es controvertido y no existe una clara evidencia al respecto en los estudios aleatorizados realizados.[20-22] Probablemente la aplicación del tratamiento durante la fase más aguda del evento podría tener un efecto positivo sobre la evolución de éste, y dar respuesta a la pregunta sobre el efecto de la CPAP en este tipo de pacientes.

2.3.3   *Insuficiencia cardíaca y arritmias*

En el caso de la insuficiencia cardíaca podrían ser los cambios de presión intratorácica la causa de un aumento en la sobrecarga del ventrículo izquierdo y del descenso en la fracción de eyección. De hecho, el SAHS se ha relacionado con cambios cardíacos tanto estructurales como funcionales,[23] afectando a la fracción de eyección del ventrículo izquierdo y a la función cardíaca tanto sistólica como diastólica, en comparación con sujetos control.

Las arritmias aparecen en prácticamente la mitad de los pacientes con SAHS, pero su implicación clínica no es del todo conocida. En este caso parece ser que la desaturación asociada al evento respiratorio podría ser la que indujera estas frecuentes alteraciones del ritmo.[24]

2.3.4   Disregulación metabólica

Es indiscutible la asociación existente entre la obesidad y el SAHS. La grasa acumulada en el cuello afecta a la luz de la vía aérea superior y favorece enormemente su colapso nocturno. En cuanto a la vinculación de esto con el riesgo cardiovascular, lo que sí parece evidente es que la obesidad visceral es la que se asocia con un mayor incremento del riesgo[25] (con frecuencia presente en los pacientes con SAHS). Algunos autores han llegado a proponer que no sólo la obesidad produce SAHS, sino que el SAHS dificulta la pérdida de peso o perpetúa de alguna manera la presencia de esa obesidad. Este segundo fenómeno se produciría por la alteración, en los pacientes con SAHS, de determinados neuropéptidos reguladores del apetito y directamente implicados en el desarrollo de obesidad.

Dicha relación dificulta en gran medida el camino a la hora de establecer el papel del SAHS como factor independiente de riesgo cardiovascular. La resistencia a la insulina y el síndrome metabólico se encuentran muy a menudo entre los pacientes con SAHS,[5] pero establecer el papel que cada uno de los dos factores desempeña en su aparición resulta casi imposible. Probablemente ambos, el SAHS y la obesidad, ejercen un efecto sinérgico en el sistema cardiovascular mediado por múltiples mecanismos comunes, entre los que fundamentalmente se encontrarían la inflamación y el estrés oxidativo.

2.3.5   Cardiopatía isquémica

El SAHS se ha asociado de manera independiente con la muerte por enfermedad cardiovascular, incluyendo el infarto agudo de miocardio. Tanto éste como el ángor son complicaciones directas de la presencia de enfermedad aterosclerótica.

Los mecanismos patogénicos que implican al SAHS en el desarrollo de la placa de ateroma son en su mayoría comunes a la cascada oxidativo-inflamatoria descrita para el resto de los eventos cardiovasculares, sin que tampoco se conozcan por completo todas las vías implicadas ni el protagonismo de cada una de ellas. En este caso, la liberación de radicales libres secundaria a las constantes desaturaciones-reoxigenaciones podría ser el mecanismo fisiopatológico del fenómeno. Un descenso de las sustancias antioxidantes, acompañado de un incremento en la peroxidación lipídica, produciría un estrés oxidativo capaz de dañar el endotelio vascular y dar lugar a la aparición de aterosclerosis.

Además, como ya se ha mencionado, el SAHS se ha reconocido como causa de hipertensión arterial, disregulación metabólica e incluso dislipidemia, todos ellos factores de riesgo principales para aterosclerosis. La presencia de estos y otros factores de confusión, como la mencionada obesidad, hacen que el análisis de la contribución del SAHS como factor independiente para la producción de aterosclerosis sea aún más complicado.

Existen evidencias importantes que vinculan al SAHS con el riesgo de aterosclerosis en modelos animales sometidos a hipoxia intermitente (modelo parcial de SAHS). Estos estudios sugieren un efecto de la hipoxia intermitente sobre la pared vascular, colaborando en el desarrollo de la placa de ateroma cuando otros factores de riesgo para aterosclerosis también están presentes (dieta rica en grasas).[26,27]

Son menos frecuentes los estudios realizados en humanos, y las evidencias son menos contundentes. El estudio del desarrollo de aterosclerosis se ha realizado fundamentalmente por medio del análisis de los marcadores bioquímicos implicados en su producción, y por pruebas de imagen y otros métodos diagnósticos no invasivos. La mayoría de los estudios de este tipo realizados incluyen poblaciones pequeñas, y en ocasiones los resultados son contradictorios.

En la actualidad, el grosor de la íntima media carotídea se considera un buen marcador indirecto de enfermedad aterosclerótica y una medida de detección de aterosclerosis subclínica.[28,29] Numerosos estudios han demostrado que esta medida es un predictor de futuros eventos cardiovasculares, y que refleja la presencia de enfermedad en las arterias coronarias.[30,31]

En diversos estudios se ha encontrado una correlación directa entre el SAHS y el grosor de la íntima media carotídea, pero los resultados no siempre han podido reproducirse. Un reciente metaanálisis muestra que la mayoría de los estudios analizados encontraron que los pacientes con SAHS desarrollan un mayor grosor de la íntima media carotídea que los pacientes control, y que dicha medida se incrementa con la gravedad del SAHS.[32] Además, un estudio mostró que estos cambios pueden revertir con tratamiento con CPAP.[33]

A pesar de los datos que vinculan al SAHS con el riesgo cardiovascular, la asociación entre éste y el infarto agudo de miocardio es controvertida. García-Río *et al.*[34] compararon la prevalencia del SAHS en pacientes con infarto agudo de miocardio y sujetos control, y evaluaron el impacto de la CPAP sobre los nuevos episodios de infarto agudo de miocardio o revascularización. El SAHS se mostró como un predictor independiente de infarto agudo de miocardio. Tras ajustar por los factores de confusión, los pacientes con SAHS tratados presentaron un menor riesgo de recurrencia de infarto agudo de miocardio y revascularización que los pacientes no tratados, y similar al de los pacientes control tras seis años de seguimiento.

Con respecto a los estudios aleatorizados realizados sobre la aparición de nuevos eventos cardiovasculares, sólo uno ha investigado el efecto a largo plazo del tratamiento con CPAP sobre la aparición de nuevos eventos cardiovasculares isquémicos. Barbé *et al.*[35] aleatorizaron a 725 pacientes con SAHS no somnolientos para recibir tratamiento con CPAP o tratamiento conservador, y les realizaron un seguimiento durante cuatro años sin encontrar diferencias en cuanto a nuevos eventos de hipertensión arterial o eventos cardiovasculares. Sin embargo, sí encontraron diferencias en este aspecto cuando se tuvo en cuenta el grado de cumplimiento con la CPAP (superior a 4 h), lo que llevó a los autores a concluir que la adherencia al tratamiento puede ser determinante a la hora de controlar el riesgo.

Sin embargo, a pesar de que todo lo anteriormente expuesto apoya la idea de los efectos adversos del SAHS sobre la enfermedad cardíaca isquémica y las expectativas reales de que el tratamiento con CPAP puede reducir el riesgo, esta afirmación no es definitiva, y hay numerosos ejemplos de estudios no aleatorizados que han apuntado un posible beneficio derivado de intervenciones terapéuticas que sólo amplios estudios aleatorizados y controlados pueden revelar posteriormente como no beneficiosas o incluso dañinas.

Esta duda razonable acerca de que el SAHS causa enfermedad isquémica supone un impedimento para el progreso de la medicina del sueño y crea incertidumbre respecto a las indicaciones de tratamiento más adecuadas. Por esto es necesaria la realización de estudios aleatorizados en poblaciones amplias, capaces de dar respuesta a las dos principales preguntas formuladas a día de hoy en este sentido: ¿tienen los pacientes con SAHS un mayor riesgo de sufrir un evento cardíaco isquémico que la población general? ¿Se reduce este riesgo si aplicamos tratamiento con CPAP?

En este sentido, se encuentran en marcha dos estudios que cumplen las características necesarias para dar respuesta a esas dos preguntas. El estudio SAVE (estudio internacional aleatorizado controlado con 2.500 pacientes) y el estudio ISAACC (estudio nacional con 1.864 pacientes aleatorizados controlado con placebo) estudian la incidencia de nuevos eventos cardiovasculares en una población de alto riesgo cardiovascular, y lo que es más importante, el efecto de la CPAP a la hora de reducir la morbimortalidad de estos pacientes.

3 Conclusiones

Supondría un avance médico si pudiera establecerse de manera fiable que el SAHS es causa de eventos cardiovasculares, muerte prematura e incapacidad. Una gran proporción de la comunidad podría tener acceso a otras formas de reducir el riesgo cardiovascular. Es probable que el cribado del SAHS se convirtiera en parte de la asistencia clínica habitual en la medicina cardiovascular, y su tratamiento estaría incluido en las campañas de salud destinadas a la reducción de la morbilidad y la mortalidad cardiovascular. La única posibilidad de obtener pruebas definitivas de la asociación entre el SAHS y la enfermedad cardiovascular es realizando estudios bien diseñados, aleatorizados y controlados en grandes poblaciones, que evalúen el tratamiento del SAHS en poblaciones de riesgo adecuadamente seleccionadas.

Bibliografía

1. Lloberes P, Durán-Cantolla J, Martínez-García MA, Marín JM, Ferrer A, Corral J, *et al.* Diagnosis and treatment of sleep apnea-hypopnea syndrome. Spanish Society of Pulmonology and Thoracic Surgery. Arch Bronconeumol. 2011; 47: 143-56.
2. Sullivan CE, Issa FG, Berthon-Jones M, Eves L. Reversal of obstructive sleep apnoea by continuous positive airway pressure applied through the nares. Lancet. 1981; 1: 862-5.
3. Somers VK, Dyken ME, Clary MP, Abboud FM. Sympathetic neural mechanisms in obstructive sleep apnea. J Clin Invest. 1995; 96: 1897-904.
4. Kato M, Roberts-Thomson P, Phillips BG, Haynes WG, Winnicki M, Accurso V, *et al.* Impairment of endothelium-dependent vasodilation of resistance vessels in patients with obstructive sleep apnea. Circulation. 2000; 102: 2607-10.
5. Coughlin SR, Mawdsley L, Mugarza JA, Calverley PM, Wilding JP. Obstructive sleep apnoea is independently associated with an increased prevalence of metabolic syndrome. Eur Heart J. 2004; 25: 735-41.
6. Hla KM, Young TB, Bidwell T, Palta M, Skatrud JB, Dempsey J. Sleep apnea and hypertension. A population-based study. Ann Intern Med. 1994; 120: 382-8.
7. Young T, Peppard P, Palta M, Hla KM, Finn L, Morgan B, *et al.* Population-based study of sleep-disordered breathing as a risk factor for hypertension. Arch Intern Med. 1997; 157: 1746-52.
8. Peppard PE, Young T, Palta M, Skatrud J. Prospective study of the association between sleep disordered breathing and hypertension. N Engl J Med. 2000; 342: 1378-84.
9. Arzt M, Young T, Finn L, Skatrud JB, Bradley TD. Association of sleep-disordered breathing and the occurrence of stroke. Am J Respir Crit Care Med. 2005; 172: 1447-51.
10. Nieto FJ, Young TB, Lind BK, Shahar E, Samet JM, Redline S, *et al.* Association of sleep-disordered breathing, sleep apnea, and hypertension in a large community-based study. Sleep Heart Health Study. JAMA. 2000; 283: 1829-36.
11. Shahar E, Whitney CW, Redline S, Lee ET, Newman AB, Nieto FJ, *et al.* Sleep-disordered breathing and cardiovascular disease: cross-sectional results of the Sleep Heart Health Study. Am J Respir Crit Care Med. 2001; 163: 19-25.
12. Marín JM, Carrizo SJ, Vicente E, Agustí AG. Long-term cardiovascular outcomes in men with obstructive sleep apnoea-hypopnoea with or without treatment with continuous positive airway pressure: an observational study. Lancet. 2005; 365: 1046-53.
13. Somers VK, White DP, Amin R, Abraham WT, Costa F, Culebras A, *et al.* Sleep apnea and cardiovascular disease: an American Heart Association/American College of Cardiology Foundation scientific statement from the American Heart Association Council for High Blood Pressure Research. Circulation. 2008; 118: 1080-111.
14. Loredo JS, Ancoli-Israel S, Dimsdale JE. Sleep quality and blood pressure dipping in obstructive sleep apnea. Am J Hypertens. 2001; 14: 887-92.
15. Pedrosa RP, Drager LF, Gonzaga CC, Sousa MG, de Paula LK, Amaro AC, *et al.* Obstructive sleep apnea: the most common secondary cause of hypertension associated with resistant hypertension. Hypertension. 2011; 58: 811-7.
16. Barbé F, Durán-Cantolla J, Capote F, de la Peña M, Chiner E, Masa JF, *et al.* Long-term effect of continuous positive airway pressure in hypertensive patients with sleep apnea. Am J Respir Crit Care Med. 2010; 181: 718-26.
17. Martínez-García MA, Capote F, Campos-Rodríguez F, Lloberes P, Díaz de Atauri JMS. Effect of CPAP treatment on blood pressure levels in resistant hypertension. A mul-

ticenter randomized study from the Spanish Sleep Network. European Respiratory Society Annual Congress; Vienna, Austria; Sept 1-5, 2012. Abstr. 3864.

18. Parra O, Arboix A, Bechich S, García-Eroles L, Montserrat JM, López JA, *et al.* Time course of sleep-related breathing disorders in first-ever stroke or transient ischemic attack. Am J Respir Crit Care Med. 2000; 161: 375-80.

19. Iranzo A, Santamaría J, Berenguer J, Sánchez M, Chamorro A. Prevalence and clinical importance of sleep apnea in the first night after cerebral infarction. Neurology. 2002; 58: 911-6.

20. Parra O, Sánchez-Armengol A, Bonnin M, Arboix A, Campos-Rodríguez F, Pérez-Ronchel J, *et al.* Early treatment of obstructive apnoea and stroke outcome: a randomised controlled trial. Eur Respir J. 2011; 37: 1128-36.

21. Martínez-García MA, Soler-Cataluña JJ, Ejarque-Martínez L, Soriano Y, Román-Sánchez P, Illa FB, *et al.* Continuous positive airway pressure treatment reduces mortality in patients with ischemic stroke and obstructive sleep apnea: a 5-year follow-up study. Am J Respir Crit Care Med. 2009; 180: 36-41.

22. Martínez-García MA, Campos-Rodríguez F, Soler-Cataluña J-J, Catalán-Serra P, Román-Sánchez P, Montserrat JM. Increased incidence of nonfatal cardiovascular events in stroke patients with sleep apnoea: effect of CPAP treatment. Eur Respir J. 2012; 39: 906-12.

23. Amin RS, Kimball TR, Bean JA, Jeffries JL, Willging JP, Cotton RT, *et al.* Left ventricular hypertrophy and abnormal ventricular geometry in children and adolescents with obstructive sleep apnea. Am J Respir Crit Care Med. 2002; 165: 1395-9.

24. Gami AS, Hodge DO, Herges RM, Olson EJ, Nykodym J, Kara T, *et al.* Obstructive sleep apnea, obesity, and the risk of incident atrial fibrillation. J Am Coll Cardiol. 2007; 49: 565-71.

25. Vgontzas AN, Bixler EO, Chrousos GP. Metabolic disturbances in obesity versus sleep apnoea: the importance of visceral obesity and insulin resistance. J Intern Med. 2003; 254: 32-44.

26. Jun J, Reinke C, Bedja D, Berkowitz D, Bevans-Fonti S, Li J, *et al.* Effect of intermittent hypoxia on atherosclerosis in apolipoprotein E-deficient mice. Atherosclerosis. 2010; 209: 381-6.

27. Savransky V, Nanayakkara A, Li J, Bevans S, Smith PL, Rodríguez A, *et al.* Chronic intermittent hypoxia induces atherosclerosis. Am J Respir Crit Care Med. 2007; 175: 1290-7.

28. Cobble M, Bale B. Carotid intima-media thickness: knowledge and application to everyday practice. Postgrad Med. 2010; 122: 10-8.

29. Sharma K, Blaha MJ, Blumenthal RS, Musunuru K. Clinical and research applications of carotid intima-media thickness. Am J Cardiol. 2009; 103: 1316-20.

30. Chambless LE, Heiss G, Folsom AR, Rosamond W, Szklo M, Sharrett AR, *et al.* Association of coronary heart disease incidence with carotid arterial wall thickness and major risk factors: the Atherosclerosis Risk in Communities (ARIC) study, 1987-1993. Am J Epidemiol. 1997; 146: 483-94.

31. Tanriverdi H, Evrengul H, Kara CO, Kuru O, Tanriverdi S, Ozkurt S, *et al.* Aortic stiffness, flow-mediated dilatation and carotid intima-media thickness in obstructive sleep apnea: non-invasive indicators of atherosclerosis. Respiration. 2006; 73: 741-50.

32. Nadeem R, Harvey M, Singh M, Khan AA, Albustani M, Baessler A, *et al.* Patients with obstructive sleep apnea display increased carotid intima media: a meta-analysis. Int J Vasc Med. 2013; 2013: 839582.

33. Drager LF, Bortolotto LA, Figueiredo AC, Krieger EM, Lorenzi GF. Effects of continuous positive airway pressure on early signs of atherosclerosis in obstructive sleep apnea. Am J Respir Crit Care Med. 2007; 176: 706-12.

34. García-Río F, Alonso-Fernández A, Armada E, Mediano O, Lores V, Rojo B, *et al.* CPAP effect on recurrent episodes in patients with sleep apnea and myocardial infarction. Int J Cardiol. 2013; 168: 1328-35.

35. Barbé F, Durán-Cantolla J, Sánchez-de-la-Torre M, Martínez-Alonso M, Carmona C, Barceló A, *et al.* Effect of continuous positive airway pressure on the incidence of hypertension and cardiovascular events in nonsleepy patients with obstructive sleep apnea: a randomized controlled trial. JAMA. 2012; 307: 2161-8.

Capítulo 9

Presente y futuro en el manejo de los derrames pleurales malignos

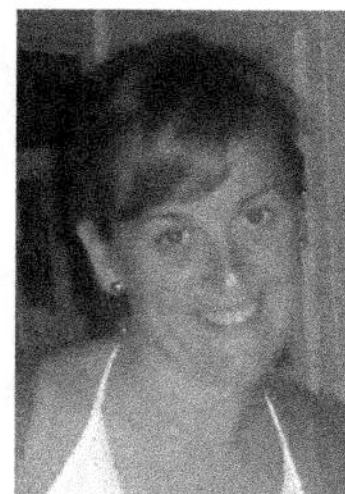

B. Romero

**Unidad Médico-Quirúrgica
de Enfermedades Respiratorias**
**Hospital Universitario
Virgen del Rocío**
Sevilla

Dirección para correspondencia
bearomeroromero3@gmail.com

Sinopsis

El derrame pleural maligno contribuye a disminuir la capacidad funcional y, por tanto, la calidad de vida de los pacientes con neoplasia. Normalmente estos derrames tienden a la reacumulación, y la mayoría de ellos son sintomáticos. Las opciones de tratamiento en estos pacientes están dirigidas sobre todo a paliar los síntomas y mejorar la calidad de vida. La pleurodesis es el método más eficaz para controlar la recurrencia del derrame pleural, y el talco es el agente sinfisante más utilizado. Cuando existen contraindicaciones para la pleurodesis pueden emplearse otras opciones, entre las que destaca el catéter pleural tunelizado. En la actualidad se están desarrollando nuevas opciones terapéuticas para el derrame pleural maligno, y resulta prometedor el posible uso futuro de la nanotecnología.

1 Introducción

En la mayoría de las neoplasias estudiadas se ha descrito la existencia de afectación pleural. La mayoría de los derrames pleurales malignos representan metástasis de un tumor primitivo extrapleural, y menos de un 2 % se originan en la pleura (mesotelioma pleural maligno).

Se define como derrame pleural maligno aquel en que se demuestran células neoplásicas en el líquido pleural o bien se observan células tumorales en las biopsias pleurales. En un 5-10 % de los derrames pleurales malignos no se identifica el tumor primario.[1] Se ha demostrado que el 42-77 % de los derrames pleurales con características bioquímicas de exudado son secundarios a neoplasias.[2]

El derrame pleural maligno contribuye a disminuir la capacidad funcional y, por tanto, la calidad de vida de los pacientes con neoplasia. Estos derrames normalmente tienden a la reacumulación, y la mayoría de ellos son sintomáticos. La supervivencia media de los pacientes diagnosticados con derrames de este tipo es de unos seis meses. Así, las opciones terapéuticas en estos pacientes están dirigidas sobre todo a paliar los síntomas y mejorar la calidad de vida.[3] Los pacientes con derrame pleural maligno presentan como síntomas fundamentales tos seca persistente, dolor torácico de características pleuríticas (por afectación principalmente de la pleura parietal o de la pared torácica, o de ambas) y disnea con la realización de esfuerzos, que aumenta de manera progresiva a medida que evoluciona la enfermedad.

2 Manejo del derrame pleural maligno en la actualidad

Según las diferentes guías de práctica clínica, en el estudio diagnóstico de un derrame pleural del cual se sospeche malignidad hay que tener en cuenta los siguientes factores:

- Si nos encontramos con un derrame pleural con citología negativa, y además el tumor primario es de origen desconocido, debe realizarse una nueva toracocentesis

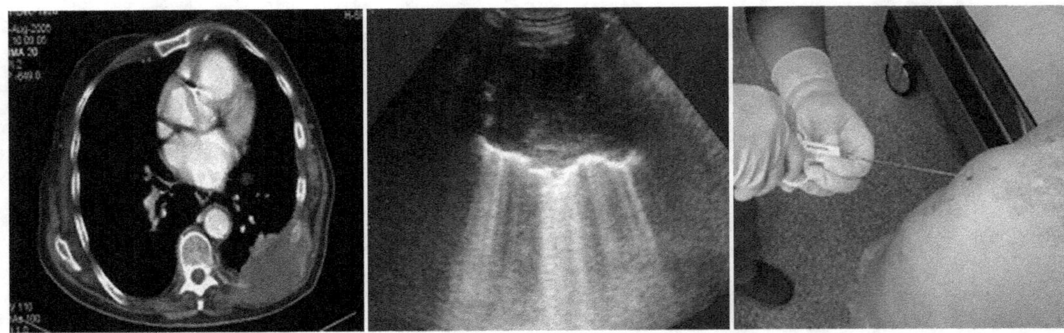

Figura 1. Las biopsias pleurales y de pared torácica guiadas por técnicas de imagen (TC o ecografía) aumentan la rentabilidad de las muestras.

con nuevo estudio citológico. Si éste resultara nuevamente negativo, debería realizarse una técnica diagnóstica que permitiera la toma de muestras histológicas. La técnica considerada de referencia para el estudio de los derrames pleurales malignos es la toracoscopia,[3-6] por su alta rentabilidad diagnóstica y por la posibilidad de realizar pleurodesis con talco. Si esta técnica no está disponible o no es posible, puede optarse por una biopsia pleural a ciegas o bien guiada por técnicas de imagen (tomografía computarizada [TC] o ecografía). Con la biopsia pleural a ciegas la rentabilidad es mucho menor, porque esta rentabilidad se relaciona directamente con la distribución difusa de las lesiones y con la afectación de la pleura parietal.[1,3,4,6] En los últimos años diferentes trabajos han hablado sobre la utilización de biopsias pleurales guiadas por técnicas de imagen (TC o ecografía) para el diagnóstico, fundamentalmente en los casos en que haya un engrosamiento pleural o bien una nodulación o masa en la pleura parietal o la pared torácica[7-9] (véase la figura 1).

- En derrames pleurales de gran cuantía, el manejo depende de la posición del mediastino:

  - Si el mediastino está centrado o traccionado homolateralmente al derrame, puede haber una atelectasia subyacente o una neoplasia de gran tamaño con poco derrame pleural asociado. Se impone la realización inicial de ecografía y posteriormente TC. Debe realizarse una toracocentesis como primera aproximación diagnóstica. Si se obtiene líquido y el estudio citológico es positivo y se han podido realizar todas las pruebas complementarias de diagnóstico, se iniciará el tratamiento posterior indicado en función del tipo de neoplasia. Si la citología es negativa debe realizarse una TC torácica con contraste, y según los hallazgos llevar a cabo, como siguiente opción, una broncoscopia, una toracoscopia o una punción transtorácica con aguja. Si no se obtiene líquido, igualmente debe realizarse una TC torácica con contraste y posteriormente una broncoscopia, una punción transparietal con aguja o una toracoscopia.[7-9]

— Si el mediastino está desplazado contralateralmente, debe realizarse una punción diagnóstica y terapéutica como primera aproximación diagnóstica. Si la citología es positiva y el tumor primario es conocido, posteriormente puede iniciarse el tratamiento indicado según el tipo de tumor, a la vez que es importante realizar un seguimiento estrecho del derrame pleural para observar la sintomatología asociada y el ritmo de recidiva, y en función de ello planificar un tratamiento adicional. Si la citología es positiva y el tumor primario es desconocido, debe realizarse una toracoscopia para el diagnóstico definitivo y una pleurodesis si es necesaria.[10] Si la citología es negativa, puede optarse por toracocentesis repetidas y finalmente una biopsia pleural a ciegas o guiada, o bien toracoscopia y pleurodesis si la técnica está disponible.[7-11]

Una vez que el diagnóstico de derrame pleural maligno está establecido, y en particular si el derrame es claramente recidivante, nuestro objetivo principal es paliar los síntomas y controlar el derrame, causante en gran medida de la disnea que estos pacientes presentan. En la figura 2 se muestra un algoritmo terapéutico para los derrames pleurales malignos.

La pleurodesis es el método más eficaz para controlar la recurrencia del derrame pleural, y resulta exitosa en el 60-80 % de los casos.[3-6,10,12]

A lo largo de la historia se han empleado diferentes agentes esclerosantes para conseguir un adecuado control en los derrames pleurales malignos. De ellos, el talco es el más utilizado. La pleurodesis debe realizarse lo antes posible en la evolución del paciente. Demorarla reduce significativamente su rentabilidad, ya que en ese tiempo aumenta el desarrollo de adherencias y la extensión de las lesiones.

El efecto sinfisante del talco está bien comprobado (eficacia media de un 90 %), es barato y se encuentra ampliamente disponible.[13,14] La forma más eficaz de administrar el talco es pulverizado y por toracoscopia, que permite la visualización directa de la cavidad pleural y por tanto una distribución más homogénea del talco. La dosis estándar empleada es de 4-6 gramos (véase la figura 3).

Las contraindicaciones para la realización de una toracoscopia (véase la tabla 1) y los factores que limitan las indicaciones de la técnica deben tenerse en cuenta en todo momento (véase la tabla 2).[11,15]

Si bien el índice de éxito de la pleurodesis con talco es alto, y generalmente su aplicación intrapleural es bien tolerada, en ocasiones se han descrito importantes efectos secundarios, tanto si se aplica en suspensión salina como pulverizado.[16,17] Como consecuencia de la polémica suscitada por los efectos secundarios comunicados, se planificó un estudio multicéntrico para comprobar la seguridad del uso de talco como agente sinfisante. Se incluyeron 558 pacientes con derrame pleural neoplásico

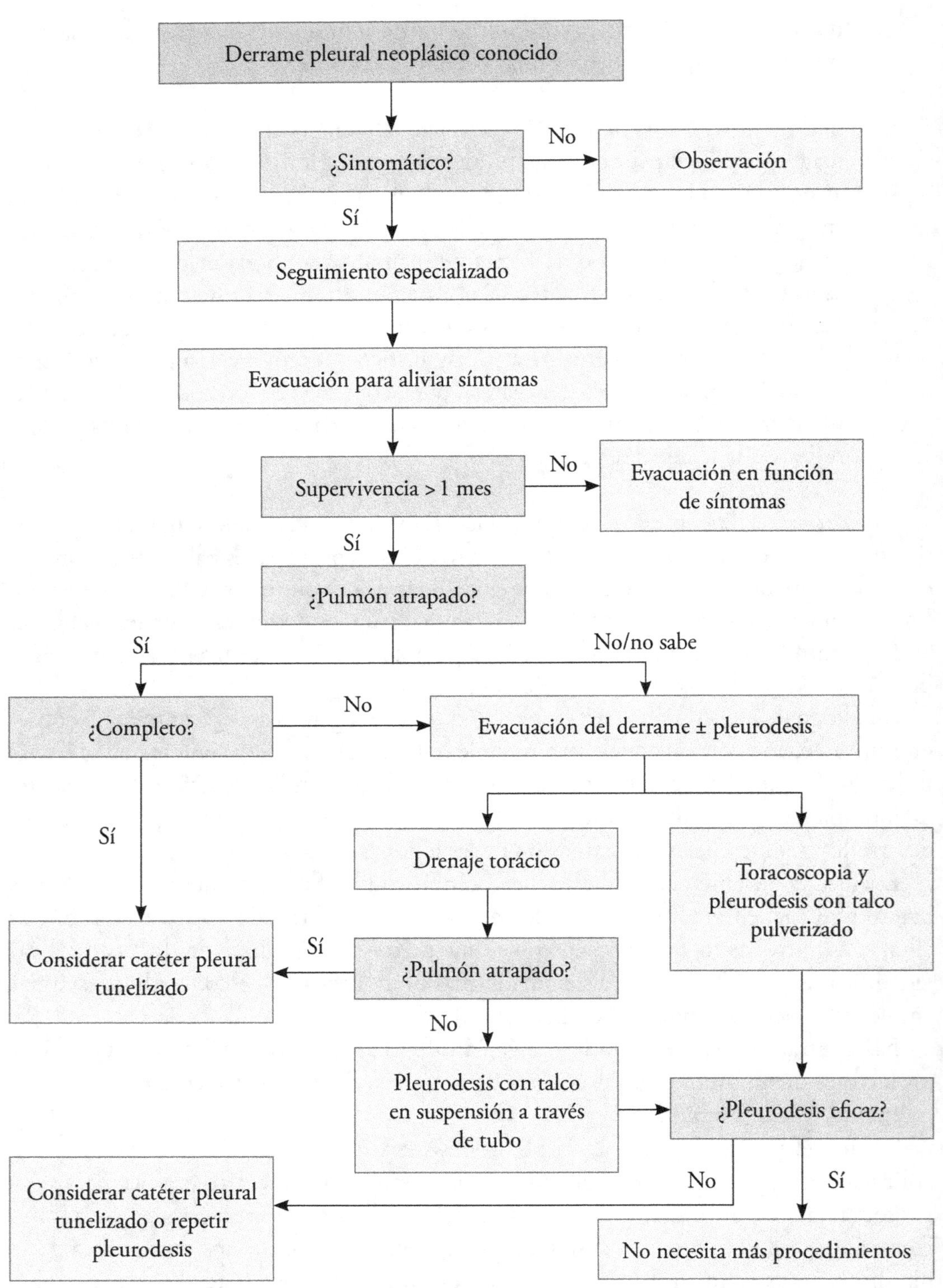

Figura 2. Algoritmo de manejo del derrame pleural maligno.

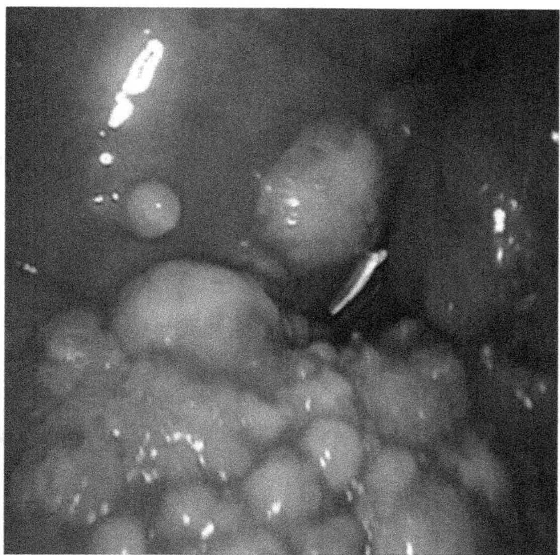

Figura 3. Imagen toracoscópica de un adenocarcinoma pulmonar con metástasis en la pleura parietal y visceral. La visión directa permite la toma de biopsias de las lesiones, aumentando la rentabilidad.

– Coagulopatías graves
– Cardiopatía isquémica con infarto agudo de miocardio reciente
– Insuficiencia respiratoria grave
– Obliteración del espacio pleural

Tabla 1. Contraindicaciones para la realización de la toracoscopia.

– Mal estado general
– Existencia de comorbilidad
– Mala respuesta a toracocentesis evacuadoras previas
– Mal pronóstico de supervivencia por patología oncológica u otra patología intercurrente
– Afectación neoplásica proximal de la vía aérea que impida la reexpansión pulmonar
– Existencia de un pulmón atrapado de forma extensa con dificultad previsible en la expansión
– Linfangitis carcinomatosa (homolateral o contralateral) y extensión metastásica en otros órganos

Tabla 2. Factores que limitan la indicación de toracoscopia y talco en el derrame pulmonar maligno.

sometidos a pleurodesis con talco. Se usó siempre el mismo tipo de talco calibrado en cuanto a tamaño de partículas (*Steritalc®*, Novatech, Francia) y se encontró que su uso era suficientemente seguro, sin llegar a observar ningún caso de distrés respiratorio agudo.[18] El tamaño medio de las partículas de ese talco era de 24,5 μm, y la concentración de partículas pequeñas (< 5 μm) era de un 11 %. Se llegó a la conclusión de que el diámetro de las partículas de talco es fundamental para su capacidad de diseminación.[18,19]

El talco también puede administrarse diluido en solución salina fisiológica a través de un tubo de drenaje endotorácico de grueso o pequeño calibre (técnica de *slurry*). Se instilan 4-5 gramos de talco estéril diluidos en 50-100 cc de solución salina fisiológica.[20,21] Esta técnica puede emplearse si no es posible realizar una toracoscopia, o si las condiciones del paciente son muy limitadas por uno o varios de los factores antes comentados. Mediante la técnica de *slurry* no es posible garantizar una distribución homogénea del agente esclerosante, lo que favorece el desarrollo de multiloculaciones por la existencia de una pleurodesis incompleta.

Un metaanálisis sobre diferentes técnicas de pleurodesis realizado por Shaw y Agarwal[14] llega a la conclusión de que la pleurodesis con talco por toracoscopia es más efectiva que mediante la técnica de *slurry*.

Los mecanismos implicados en la pleurodesis no están dilucidados por completo. Si bien se sabe que prácticamente todos los agentes sinfisantes actúan provocando una inflamación aguda en el espacio pleural, hay muy pocos estudios que se hayan ocupado de investigar los mecanismos precisos implicados en este proceso. Está claro que hay una respuesta primaria iniciada por el mesotelio, que es la primera diana sobre la que incide cualquier estímulo aplicado en el espacio pleural, y una respuesta secundaria, que corre a cargo de las diversas células reclutadas al interior del espacio pleural tras el primer estímulo del mesotelio, cuya magnitud y complejidad no están todavía aclaradas. En los últimos años se han planteado dos efectos beneficiosos adicionales que podría tener el talco sobre los derrames pleurales malignos, que se basan en la inducción de apoptosis tras su aplicación intrapleural[22] y también en la inhibición de la angiogénesis relacionada con el progreso tumoral (angiostasis).[23]

Cuando existen contraindicaciones para la pleurodesis, o cuando ésta falla, existen otras opciones de manejo del derrame:

- Repetir la toracocentesis: no existe evidencia clínica que permita recomendar la punción evacuadora como forma de control del derrame. La recidiva del derrame que se intenta controlar es lo más habitual. La mayoría de los autores coinciden en que estos métodos deberían reservarse para pacientes neoplásicos en situación terminal, que no soportarían otras intervenciones más agresivas. También estaría indicada su utilización en aquellos pacientes con disnea importante que no pueden esperar hasta el momento de la técnica definitiva.

- Repetir la pleurodesis: sólo indicado en pacientes que mantienen un buen estado general y muestran frecuentes recurrencias del derrame pleural. Estos casos pueden ser técnicamente complejos por las secuelas de la toracoscopia y la pleurodesis previas.

- Catéter pleural tunelizado: estos catéteres son tubos de silicona de 15,5 French, de fácil colocación, normalmente en régimen ambulatorio, con necesidad de una mínima sedoanalgesia. Su característica diferencial es que mediante la técnica de tunelización se fijan de manera más segura al tejido celular subcutáneo, evitando su desplazamiento.[24]

El catéter pleural tunelizado permite el manejo ambulatorio del derrame pleural por parte del propio paciente, que realizará evacuaciones intermitentes en función de sus síntomas según las instrucciones dadas por el equipo médico. Lo más habitual es la evacuación en días alternos, extrayendo 1000-1500 ml o hasta que el paciente experimente dolor o tos. Es necesario un soporte adecuado en el domicilio que garantice la seguridad en la realización de las evacuaciones, y en los cuidados del sistema y del paciente.

El catéter pleural tunelizado se emplea para el control del derrame pleural maligno recidivante, y está especialmente indicado en los casos en que existe pulmón atrapado, hay loculaciones en el espacio pleural o la esperanza de vida del paciente es muy corta, o bien cuando está contraindicada la pleurodesis o ésta ha fracasado previamente.[25,26]

Estos catéteres crean sínfisis espontánea en aproximadamente un 42,9 % de los casos.[27]

En el estudio TIME2 se compararon 52 pacientes con catéter pleural tunelizado y 56 sometidos a pleurodesis con talco a través de un tubo de drenaje endotorácico. La estancia hospitalaria y la necesidad de procedimientos pleurales posteriores fue menor en el grupo con catéter pleural tunelizado (0 frente a 4 días, y 6 % frente a 22 %). En el primer mes la disnea mejoró de manera significativa en los dos grupos, sin evidenciar diferencias. A los seis meses, la disnea era significativamente menor en el grupo de pacientes con catéter pleural tunelizado. Las complicaciones fueron más frecuentes en el grupo con catéter (40 % frente a 13 %), y entre ellas las más habituales fueron la infección pleural, la celulitis, las loculaciones en el espacio pleural y la obstrucción del catéter.[28]

3   Futuro en el manejo del derrame pleural maligno

3.1   *Tratamiento intrapleural*

- Quimioterapia: la administración intrapleural de agentes quimioterápicos parece tener un papel prometedor en el manejo de los derrames pleurales malignos. Varios ensayos de fase I y II han demostrado la seguridad del uso y la adecuada farmacocinética de diferentes agentes en la pleura, como el 5-fluororuacilo, el cisplatino, el etopósido, el paclitaxel, el carboplatino, la citarabina y el docetaxel, pero se necesitan estudios con una mayor población para poder establecer recomendaciones de uso.[29,30]

- Terapia génica: su fundamento es la utilización de diversos vectores que transportan agentes que ayudan a detener la proliferación de las células tumorales. Existen diversos ensayos clínicos de fase I y II, pero aunque han demostrado alguna eficacia y seguridad son necesarios estudios aleatorizados con mayor población para determinar si esta terapia puede ser superior a la pleurodesis estándar o a los métodos de drenaje para el control de los derrames pleurales malignos.[31,32]

3.2   Nuevas tecnologías

En los últimos años se están desarrollando, en el campo experimental, diferentes trabajos con nanotecnología que intentan buscar lo que sería el agente ideal para inducir la pleurodesis en los derrames pleurales recidivantes. Las nanopartículas no sólo podrían tener un efecto sinfisante, sino que incluso podrían dotarse de un efecto antitumoral mediante el acoplamiento de diferentes fármacos quimioterápicos. No obstante, todos estos estudios son todavía preliminares e in vitro, y se requerirá realizar estudios in vivo con una población lo suficientemente extensa para comprobar su utilidad.[33,34]

Bibliografía

1. Antony VB, Loddenkemper R, Astoul P, *et al.* Management of malignant pleural effusions. ERS/ATS statement. Eur Respir J. 2001; 18: 402-18.
2. Rodríguez Panadero F, Borderas Naranjo F, López Mejías J. Pleural metastatic tumours and effusions. Frecuency and pathogenic mechanisms in a post-mortem series. Eur Respir J. 1989; 2: 366-9.
3. Thomas JM, Musani AI. Malignant pleural effusions. A review. Clin Chest Med. 2013; 34: 459-71.
4. Loddenkemper R. Thoracoscopy – state of the art. Eur Respir J. 1998; 11: 213-21.
5. Casal RF, Eapen GA, Morice RC, Jiménez CA. Medical thoracoscopy. Curr Opin Pulm Med. 2009; 15: 313-20.
6. Rodríguez Panadero F. Medical thoracoscopy. Respiration. 2008; 76: 363-72.
7. Metintas M, Guntulu AK, Dundar E, *et al.* Medical thoracoscopy vs scan-guided Abrams pleural needle biopsy for diagnosis of patients with pleural effusions. A randomized controlled trial. Chest. 2010; 137: 1362-8.
8. Koelengenberg C, Diacon A. Pleural controversy: closed needle pleural biopsy or thoracoscopy – wich first? Respirology. 2011; 16: 738-46.
9. Hooper C, Lee YC, Maskell N, *et al.* Investigation of a unilateral pleural effusion in adults. British Thoracic Society pleural disease guideline 2010. Thorax. 2010; 65 (Suppl 2): ii4-17.
10. Roberts M, Neville E, Berrisford R, *et al.* Management of malignant pleural effusion: British Thoracic Society pleural disease

guideline 2010. Thorax. 2010; 65 (Suppl 2): ii32-40.

11. Bielsa S, Martín-Juan J, Porcel JM, *et al.* Diagnostic and prognostic implications of pleural adhesions in malignant effusions. J Thorac Oncol. 2008; 3: 1251-6.

12. Heffner JE, Klein JS. Recent advances in the diagnosis and management of malignant pleural effusions. Mayo Clin Proc. 2008; 83: 235-50.

13. Tan C, Sedrakyan A, Browne J, *et al.* The evidence on the effectiveness of management for malignant pleural effusion: a systematic review. Eur J Car Thorac S. 2006; 29: 829-38.

14. Shaw PHS, Agarwal R. Pleurodesis for malignant pleural effusions. Cochrane Database Syst Rev 2004; (1): CD002916.

15. Rodríguez Panadero F. Malignant pleural effusions. En: Light RW, Lee YCG, editores. Textbook of pleural diseases. London: Arnold Press; 2003. p. 297-308.

16. Kennedy L, Rusch VW, Strange C, *et al.* Pleurodesis using talc slurry. Chest. 1994; 106: 342-6.

17. Sahn SA, Light RW. Talc should be used for pleurodesis / talc shouldn't used for pleurodesis. Am J Respir Crit Care Med. 2000; 162: 2023-6.

18. Janssen JP, Collier G, Astoul P, *et al.* Safety of pleurodesis with talc poudrage in malignant pleural effusions: a prospective cohort study. Lancet. 2007; 369: 1535-9.

19. Navarro Jiménez C, Gómez Izquierdo L, Sánchez Gutiérrez C, *et al.* Análisis morfométrico y mineralógico de 14 muestras de talco usado para pleurodesis en diferentes países de Europa y América. Neumosur. 2005; 17: 197-202.

20. Yim AP, Chan AT, Lee TW, *et al.* Thoracoscopic talc insufflation versus talc slurry for symptomatic malignant pleural effusions. Ann Thorac Surg. 1996; 62: 1665-8.

21. Parulekar W, Di Primio G, Matzinger F, *et al.* Use of small-bore vs large-bore chest tubes for treatment for malignant pleural effusions. Chest. 2001; 120: 19-25.

22. Nasreen N, Mohammed KA, Dowling PA, *et al.* Talc induces apoptosis in human malignant mesothelioma cells in vitro. Am J Respir Crit Care Med. 2000; 161: 595- 600.

23. Nasreen N, Mohammed KA, Brown S, *et al.* Talc mediates angiostasis in malignant pleural effusions via endostatin induction. Eur Respir J. 2007; 29: 761-9.

24. Van Meter ME, McKee KY, Kohlwes RJ. Efficacy and safety of tunnelled pleural catheters in adults with malignant pleural effusions: a systematic review. J Gen Intern Med. 2011; 26: 70-6.

25. Tremblay A, Mason C, Michaud G. Use of tunnelled catheters for malignant pleural effusions in patients fit for pleurodesis. Eur Respir J. 2007; 30: 759-62.

26. Putnam JB Jr, Walsh GL, Swisher SG, *et al.* Outpatient management of malignant pleural effusions by a chronic indwelling pleural catheter. Ann Thorac Surg. 2000; 69: 369-75.

27. Myers R, Michaud G. Tunnelled pleural catheters. An update for 2013. Clin Chest Med. 2013; 34: 73-80.

28. Davies H, Mishra E, Kahan BC, *et al.* Effect of an indwelling pleural catheter vs chest tube and talc pleurodesis for relieving dyspnea in patients with malignant pleural effusions. The TIME2 randomized controlled trial. JAMA. 2012; 307: 2383-9.

29. Lombardi G, Nicoletto MO, Gusella M, *et al.* Intrapleural paclitaxel for malignant pleural effusion form ovarian and breast cancer: a phase II study with pharmacokinetic analysis. Cancer Chemoter Pharmacol. 2012; 69: 781-7.

30. Jones DR, Taylor MD, Petroni GR, *et al.* Phase I trial of intrapleural docetaxel through an implantable catheter in subjects with a malignant pleural effusion. J Thorac Oncol. 2010; 5: 75-8.

31. Zarogoulidis P, Chatzaki E, Hohenforst-Schmidt W, *et al.* Management of malignant pleural effusion by suicide gene therapy in advanced stage lung cancer: a case series and literature review. Cancer Gene Ther. 2012; 19: 593-600.

32. Sterman DH, Haas A, Moon E, *et al.* A trial of intrapleural adenoviral-mediated interferon-α 2b gene transfer for malignant pleural mesothelioma. Am J Respir Crit Care Med. 2011; 184: 1395-9.

33. Brown SC, Kamal M, Nasreen N, *et al.* Talc pleurodesis. A particulate analysis. Advanced Powder Technology. 2007; 18: 739-50.

34. Brown SC, Kamal M, Nasreen N, *et al.* Talc pleurodesis. A particulate analysis. En: Moudgil B, Grobmyer S, editors. Cancer nanotechnology. New York: Humana Press; 2010.

Capítulo 10

Fenotipos del asma de riesgo vital: perspectivas clínica y matemática

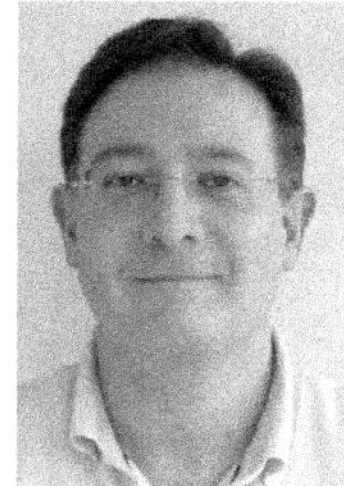

J. Serrano-Pariente

Sección de Neumología
Hospital Comarcal de Inca
Inca (Islas Baleares)

Dirección para correspondencia
jserrano@separ.es

Sinopsis

El concepto de asma ha evolucionado sustancialmente en las últimas décadas. De ser considerada una enfermedad inflamatoria de la vía aérea, caracterizada por cursar habitualmente con una limitación variable al flujo aéreo, ha pasado a entenderse como un término bajo el que se engloban distintos perfiles de pacientes (fenotipos), con manifestaciones clínicas y funcionales en parte similares, pero con distinta etiología y con diferentes mecanismos fisiopatológicos subyacentes (endotipos). Sería una situación similar a la que se produce con la anemia o la artritis, síndromes que incluyen diversas enfermedades cuyos pronósticos y tratamientos pueden ser muy diferentes. En consecuencia, existe desde hace tiempo un creciente interés por caracterizar distintos subtipos clínicos, biológicos o genéticos de pacientes asmáticos, lo que se ha traducido en proponer diversos fenotipos y endotipos del asma, tanto en adultos como en niños. En los últimos años, la descripción y el análisis de ciertos fenotipos del asma en general, y del asma grave en particular, se han apoyado en diferentes métodos estadísticos, como el análisis de conglomerados *(cluster analy-*

sis) o el análisis de clases latentes. Esta aproximación matemática a la detección de subgrupos de pacientes asmáticos contaría, al menos en teoría, con la ventaja de ser un procedimiento «imparcial», libre de los sesgos que afectan a los estudios clínicos. En el caso de las formas más graves de asma, el asma de riesgo vital, existe también constancia desde hace décadas de que su naturaleza es muy heterogénea. Se han descrito distintas formas de presentación clínica, funcional y anatomopatológica de este tipo de asma, así como causas, desencadenantes y mecanismos patogénicos muy diversos. Estudios recientes también han empleado el análisis de conglomerados para definir distintos fenotipos del asma grave y del asma de riesgo vital, con resultados que confirman varios hallazgos ya descritos en estudios clínicos previos. En este capítulo se resumen los resultados más destacados de esos estudios, tanto clínicos como estadísticos, varios de ellos realizados en nuestro medio.

1 Introducción

Se entiende por asma de riesgo vital (ARV) aquella que provoca la muerte de los pacientes que la sufren o que, al menos, les produce crisis tan graves que llegan a poner en peligro su vida.[1] Aunque no existen unos criterios diagnósticos formalmente establecidos para identificar este tipo de exacerbaciones, suelen emplearse algunas de las siguientes circunstancias para definirlas: disnea que impide el habla, disminución del nivel de consciencia, hipercapnia (en general con valores de presión parcial de dióxido de carbono en sangre arterial [$PaCO_2$] superiores a 50 mmHg), ingreso en una unidad de cuidados intensivos, paro respiratorio o cardiorrespiratorio, intubación orotraqueal y ventilación mecánica o fallecimiento del paciente.[2-4] Algunos autores también han incluido en esta categoría a los pacientes con antecedentes de dos o más episodios de neumotórax o neumomediastino como complicación de una agudización grave del asma, a los que habían presentado dos o más hospitalizaciones por asma pese a estar recibiendo tratamiento oral con glucocorticoides, y a los que tenían exacerbaciones que cursaban con acidemia.[2-4]

La posibilidad de que el asma pueda ser una enfermedad mortal es conocida desde la Antigüedad: en el siglo ii a.C., Areteo de Capadocia describe con precisión las características de un ataque de asma, destacando que el enfermo podía llegar a fallecer si los síntomas no remitían;[5] posteriormente, Maimónides, en su tratado sobre el asma (s. xii), también la define como una enfermedad potencialmente mortal.[5] Desde mediados del siglo xx, las características de los pacientes fallecidos a consecuencia del asma han sido analizadas detalladamente. Los trabajos iniciales se centraron en determinar el perfil clínico de estos asmáticos y las circunstancias que rodeaban su muerte.[6-8] Posteriormente se pasó a estudiar las características de aquellos asmáticos que, aunque no llegaban a morir, presentaban crisis de tal intensidad que ponían en serio peligro su vida. Las similitudes entre ambos subgrupos de pacientes llevaron a considerar que en realidad todos ellos padecían un mismo tipo de asma, de riesgo vital *(life-threatening asthma),* cuyas crisis se encontraban en diferentes estadios evolutivos.[9,10] Los resultados obtenidos en esas investigaciones ponen de manifiesto que los factores de riesgo relacionados con las exacerbaciones del ARV son numerosos y muy heterogéneos. Entre ellos se incluyen, aparte de distintas variables clínicas, terapéuticas y funcionales, elementos tan dispares como factores psicológicos, sociales, educativos y económicos.[11] Por otra parte, también se han descrito varias características diferenciales entre algunos subgrupos de pacientes con ARV. Algunas de ellas se relacionan con la rapidez de instauración de las exacerbaciones y son de tipo clínico e histológico;[12,13] otras, en cambio, se refieren a distintas alteraciones psicológicas y funcionales presentes en algunos asmáticos, como la disminución en la percepción de la disnea y/o la hipoxemia y la hipercapnia.[14-18]

Consecuentemente, a la vista de los hallazgos de todos esos estudios, puede considerarse que el ARV es, en realidad, un «cajón de sastre» constituido por diferentes fenotipos clínico-patológicos de pacientes. Estos subgrupos de asmáticos con ARV pueden organizarse en función de sus características demográficas, clínicas y psicológicas, a partir de las formas de presentación de sus exacerbaciones, de la etiología o los desencadenantes de las crisis, e incluso, en los casos fatales, según los hallazgos histológicos observados post mórtem.

2 Fenotipos clínicos del asma de riesgo vital

Existen numerosas características, tanto de los pacientes como del asma, y de las propias exacerbaciones, que permiten establecer distintos perfiles clínicos del ARV.

2.1 Características de los pacientes

2.1.1 Edad y sexo

Algunas crisis de ARV de inicio súbito, como las que se producen en ocasiones tras la exposición a neumoalérgenos, son más frecuentes en varones jóvenes, que no necesariamente deben padecer un asma muy grave.[19] Su recuperación también suele ser más rápida. No obstante, la sensibilización a ciertos neumoalérgenos se ha asociado en algún estudio a una mayor probabilidad de fallecer o de presentar graves secuelas tras una exacerbación del asma.[20] Entre los pacientes de mayor edad, en cambio, las muertes son más frecuentes en las mujeres.[10] En muchas de ellas, además, durante la edad fértil puede observarse con frecuencia una marcada influencia del ritmo menstrual en el inicio y el desarrollo de las crisis.[21]

2.1.2 Alteraciones en la percepción

Algunos asmáticos presentan una disminución en la percepción de la disnea ante el aumento de resistencia al flujo aéreo. Esa alteración en la percepción, junto con el descenso en la respuesta ventilatoria a la hipoxemia y la hipercapnia observada en otros pacientes,[18] podría impedir que fueran conscientes de la intensidad de una crisis de asma hasta que su situación fuera extremadamente grave. Esa demora puede ser la causa del retraso, en apariencia inexplicable, que se observa en ciertos pacientes en solicitar asistencia médica tras una exacerbación y que propiciaría el desarrollo de episodios de ARV.[10]

2.1.3 Factores psicológicos y comorbilidad psiquiátrica

La negación de la enfermedad, junto con la depresión, la ansiedad y algunos rasgos psicológicos, como la alexitimia, son especialmente frecuentes en los pacientes que presentan ARV. Estos factores pueden influir notablemente en el comportamiento de los pacientes respecto a su enfermedad, afectar a la percepción de determinados síntomas y dificultar, a la vez, su manejo terapéutico.[17, 22]

2.2 Características del asma

2.2.1 Gravedad del asma

En un alto porcentaje de pacientes con ARV se detectan antecedentes de frecuentes asistencias a urgencias e ingresos hospitalarios previos como consecuencia de crisis asmáticas, incluyendo exacerbaciones que requirieron ventilación mecánica. También es habitual comprobar que muchos de ellos precisan intensos tratamientos antiasmáticos, con numerosos fármacos y en dosis elevadas.[11]

2.2.2 Función pulmonar

El ARV se ha relacionado con dos circunstancias relativas a la función pulmonar de los pacientes: una gran labilidad en sus valores espirométricos (la denominada *brittle asthma*) y una intensa hiperrespuesta bronquial.[23]

2.2.3 Mecanismos patogénicos

Un subtipo de pacientes asmáticos, los que presentan intolerancia a los antiinflamatorios no esteroideos (AINE), pueden presentar exacerbaciones del asma de extrema gravedad al recibir tratamiento con dichos fármacos. El sustrato fisiopatológico de este tipo de asma (también denominada «enfermedad respiratoria exacerbada por Aspirina» [EREA]) presenta características propias, por lo que se la ha propuesto como ejemplo de posible endotipo del asma.[24]

2.2.4 Características anatomopatológicas

Los hallazgos post mórtem más frecuentes en los enfermos que fallecen por asma son hiperinsuflación pulmonar, obstrucción de las vías aéreas por restos celulares y secreciones mucosas particularmente densas, pérdida de la capa epitelial de la mucosa bronquial, engrosamiento de la membrana basal y de la capa muscular, hiperplasia de las glándulas submucosas y un intenso infiltrado inflamatorio con predominio de eosinófilos.[25] No obstante, algunas características de las crisis de ARV, como su rapidez de instauración, pueden modificar varios de estos hallazgos, en especial el patrón inflamatorio (véase la tabla 1).[12,13]

2.3 Características de la exacerbación

2.3.1 Desencadenantes de la crisis

La exposición a algún tipo de alérgeno como causa de exacerbaciones del ARV está presente en varias series de este tipo de episodios. Entre estas sustancias se encuentran semillas como la soja y el ricino, hongos como *Alternaria alternata* y varios alimentos. El primero de ellos, la soja, es el más conocido en nuestro medio. Fue la causa de las «epidemias» de ARV descritas en Barcelona durante la década de 1980.[26] Entre 1981 y 1987 se detectaron 26 brotes de agudizaciones asmáticas, que afectaron a 687 pacientes y provocaron 1.155 admisiones en los servicios de urgencias. El 11,9 % de estos pacientes precisaron el ingreso en una unidad de cuidados intensivos y el 8,5 % fueron intubados y ventilados mecánicamente. Con frecuencia, las crisis se presentaban de forma fulminante, en especial en varones, y los enfermos llegaban al hospital en situación agónica. Sorprendentemente, muchos de ellos se recuperaban muy rápido y podían ser extubados en pocas horas.[27]

La exposición a las esporas de *A. alternata* también se ha propuesto como factor precipitante de agudizaciones de ARV en asmáticos jóvenes.[28] Aunque en los pacientes sensibilizados a este hongo se ha observado una menor duración del ingreso hospitalario tras la crisis, también pueden fallecer o presentar secuelas neurológicas graves en mayor proporción (15 %) que el resto de los pacientes con ARV.[20]

2.3.2　Rapidez de instauración

La rapidez con que se instaura la agudización del asma permite distinguir dos tipos de pacientes: *1)* aquellos que, manteniéndose previamente estables, presentan una exacerbación súbita que progresa rápidamente (entre 1 y 3 h), y *2)* aquellos cuyo estado clínico se deteriora de manera progresiva (a lo largo de días o semanas) hasta desarrollar la crisis de ARV. La proporción de cada tipo de exacerbación varía mucho entre los distintos estudios. En función de las definiciones de ARV y de crisis súbita empleadas, las exacerbaciones de instauración rápida suponen entre el 8 % y el 29 % de los casos.[29-31] En series de casos fatales de asma, el porcentaje puede alcanzar hasta el 58 % de las crisis de asma.[32] Este subgrupo de pacientes presenta diferencias demográficas, etiológicas, clínicas y anatomopatológicas respecto al resto de los episodios de ARV (véase la tabla 1).

3　Fenotipos del asma de riesgo vital a partir de análisis estadísticos

Desde hace más de una década, tanto en EE.UU. con el SARP *(Severe Asthma Research Program)* como en Europa con ENFUMOSA *(European Network For Understanding Mechanisms Of Severe Asthma)*, se mantiene una intensa actividad investigadora orientada a caracterizar el asma grave e identificar los distintos fenotipos que la componen. Fruto de esas investigaciones se han descrito diferentes perfiles de pacientes con asma grave y, en algún caso, se han comparado directamente sus resultados con las características del ARV.[36] Por otra parte, algunos de estos estudios se han realizado empleando técnicas estadísticas, como el análisis de conglomerados *(clusters)*, que emplean algoritmos de agrupamiento de los sujetos en función de las variables analizadas para discriminar, matemáticamente, los distintos subgrupos de asmáticos.[37] Esos procedimientos estadísticos evitarían los sesgos inherentes a los estudios clínicos y tendrían la ventaja teórica de ser «imparciales» a la hora de seleccionar las características demográficas, terapéuticas, funcionales o histológicas, entre otras, que pueden definir los distintos fenotipos del asma. No obstante, debe tenerse en cuenta que estos estudios tampoco pueden evitar ciertos sesgos, como los que supone la selección de las variables que se incluyen en el análisis.

A este respecto, en nuestro país se han realizado notables esfuerzos para definir los fenotipos implicados en el ARV, como el *Estudio Multicéntrico del Asma de Riesgo Vital en España* (em-ARV).[38] En este proyecto, fruto de una iniciativa del Área de Asma de la Sociedad Española de Neumología y Cirugía Torácica (SEPAR), participaron 33 centros nacionales a lo largo de dos años, durante los cuales se reclutaron 179 pacientes. Sus resultados aportaron información destacada respecto a la relación entre el ARV y ciertas características demográficas, clínicas y psicológicas de los pacientes.[20,21,39] También permitieron conocer con

Diferencias demográficas	Los asmáticos con crisis súbitas acostumbran a ser más jóvenes. En algunas ocasiones también se ha observado una mayor proporción de pacientes varones en este tipo de exacerbaciones.
Diferencias en los desencadenantes	La exposición a neumoalérgenos, la ingestión de AINE en asmáticos con intolerancia a estos fármacos y el estrés emocional aparecen con mayor frecuencia como desencadenantes de crisis súbitas. Las infecciones de vías respiratorias, en cambio, suelen provocar descompensaciones que evolucionan de manera progresiva.[33]
Diferencias clínicas y funcionales	En los episodios súbitos, las cifras de $PaCO_2$ suelen ser más altas y la acidosis más intensa. También es mayor el porcentaje de pacientes que presentan silencio auscultatorio al ingreso. A pesar de esta mayor gravedad, su recuperación es más rápida, lo que reduce la duración de la ventilación mecánica y del ingreso. En algunos casos se ha descrito una normalización de los valores espirométricos en tan sólo unas horas.[19]
Diferencias anatomopatológicas	En los estudios necrópsicos de los asmáticos fallecidos tras una crisis de instauración rápida, la vía aérea se encuentra permeable, sin la habitual presencia de tapones mucosos. Tampoco se observan las alteraciones de la mucosa respiratoria características del resto de los casos fatales de asma. En cambio, el acortamiento de la capa muscular es mayor. Se asume que estas diferencias se deben a que en este tipo de crisis de asma de riesgo vital predominan el broncoespasmo y el edema de la pared bronquial. El infiltrado inflamatorio también es diferente según la rapidez con que se desarrolla el ataque de asma. Sur *et al.*[13] detectaron que en los pacientes que fallecían en menos de 1 hora tras iniciarse la crisis el número de neutrófilos en la submucosa de los bronquios doblaba al de eosinófilos. En cambio, cuando la muerte se producía en más de 2,5 horas, los eosinófilos superaban a los neutrófilos en una proporción de 8 a 1. Carrol *et al.*[34] obtuvieron resultados parecidos al comparar los asmáticos que fallecían en 2 horas o menos con los que morían en más de 5 horas: en el primer grupo encontraron cinco veces más neutrófilos que en el segundo; en las crisis más lentas, por el contrario, el número de eosinófilos era cuatro veces mayor. Algunos autores,[35] no obstante, no han observado ninguna relación entre el número de neutrófilos y el tiempo de instauración de la crisis de asma de riesgo vital.

Tabla 1. Diferencias entre el asma de riesgo vital de inicio súbito y de instauración progresiva.

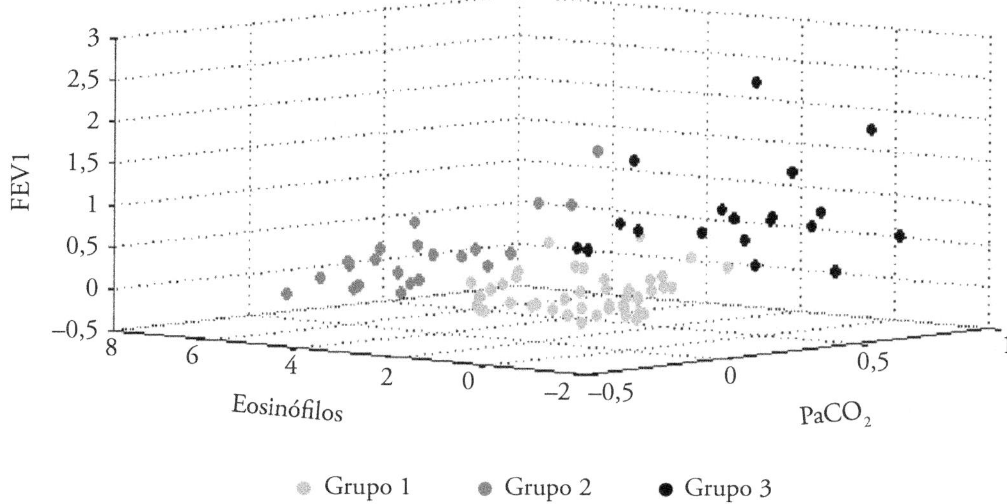

Figura 1. Distribución espacial de los conglomerados. Fenotipos representados en color azul (grupo 1), rojo (grupo 2) y negro (grupo 3). FEV1, volumen espiratorio máximo en el primer segundo; PaCO₂, presión parcial de dióxido de carbono en sangre arterial; eosinófilos, recuento celular en sangre periférica.

detalle, y de manera prospectiva, múltiples factores asociados a las crisis de inicio súbito.[30] Recientemente, a partir de 44 variables seleccionadas de la base de datos generada por el em-ARV, se ha realizado un análisis estadístico de conglomerados (mediante la técnica de *k-means*) que ha permitido diferenciar tres fenotipos de asma casi mortal (véase la figura 1) con las características que se resumen en la tabla 2.

Los resultados de este análisis, el primero que se realiza específicamente en el ARV, confirman varios de los hallazgos obtenidos en este tipo de asma en estudios clínicos previos.[11] Así, en el fenotipo 1 se aprecia una alta proporción de pacientes con antecedentes de asma muy grave, con tratamiento farmacológico intenso y frecuentes hospitalizaciones previas (incluyendo crisis previas de ARV), junto con una notable prevalencia de comorbilidad psiquiátrica (58 %). También destaca, en el fenotipo 3, la combinación entre un control médico claramente irregular y una completa ausencia de tratamiento antiasmático de mantenimiento, junto con la presencia relativamente alta de tabaquismo activo (32 %). Por último, el hallazgo en el fenotipo 2 de una muy marcada eosinofilia periférica, entre otros factores, podría estar en línea con lo descrito por otros autores en un subgrupo de pacientes con asma grave también de inicio tardío, en los que se ha detectado una intensa eosinofilia en las vías aéreas. Cabe esperar que el empleo de estos métodos de análisis estadístico, en estudios que incluyan tanto un mayor número de casos como algunos parámetros inflamatorios o marcadores biológicos, pueda completar en el futuro nuestros conocimientos y permita definir con mayor precisión los distintos fenotipos que configuran el ARV.

	Fenotipo 1	Fenotipo 2	Fenotipo 3
Características demográficas	– Mayor edad – Mayoría de mujeres – Menor nivel educativo		– Más jóvenes – Fumadores activos con frecuencia
Comorbilidad psiquiátrica	++	++	+
Características del asma	– Inicio tardío – Asma persistente grave: muy frecuente – Control médico regular: frecuente – Ingresos previos por asma: muy frecuentes	– Inicio tardío – Ninguno de ellos tenía un plan de acción para el asma	– Inicio precoz – Control médico regular muy infrecuente
Medicación	– Esteroides inhalados: todos los pacientes – Esteroides orales: el 22 %	– Broncodilatadores de acción prolongada sin esteroides inhalados: el 23 %	– Esteroides inhalados: ninguno de los pacientes
FEV1, media (DE)	72,8 (22,8)	80,1 (24,2)	83,2 (24,9)
Sensibilizados a algún neumoalérgeno	51 %	68 %	79 %
Eosinofilia periférica	+	+++	
Características de la crisis de asma de riesgo vital	– Mayor duración del ingreso		– Disminución del nivel de consciencia: frecuente – Necesidad de ventilación mecánica: frecuente – El grupo con mayor hipercapnia

Tabla 2. Características de los fenotipos del asma de riesgo vital identificados por análisis de conglomerados.

Bibliografía

1. Plaza V. Prevención del asma mortal. ¿Cómo identificar al asmático de riesgo? Arch Bronconeumol. 1995; 31: 433-6.

2. McFadden ER. State of the art. Acute severe asthma. Am J Respir Crit Care Med. 2003; 168: 740-59.

3. Molfino NA, Slutsky AS. Near-fatal asthma. Eur Respir J. 1994; 7: 981-90.

4. Greenberger PA, Patterson R. The diagnosis of potentially fatal asthma. N Engl Reg Allergy Proc. 1988; 9: 147-52.

5. Siegel SC. History of asthma deaths from antiquity. J Allergy Clin Immnunol. 1987; 80: 458-62.

6. Bullen SS. Correlation of clinical and autopsy findings in 176 cases of asthma. J Allergy. 1952; 23: 193-203.

7. Williams DA. Deaths from asthma in England and Wales. Thorax. 1953; 8: 137-40.

8. Earle BV. Fatal bronchial asthma; a series of fifteen cases with a review of the literature. Thorax. 1953; 8: 195-206.

9. Richards GN, Kolbe J, Fenwick J, Rea HH. Demographic characteristics of patients with severe life threatening asthma: comparison with asthma deaths. Thorax. 1993; 48: 1105-9.

10. Campbell DA, McLennan G, Coates JR, Frith PA, Gluyas PA, Latimer KM, *et al.* A comparison of asthma deaths and near-fatal asthma attacks in South Australia. Eur Respir J. 1994; 7: 490-7.

11. Strunk RC, Nicklas RA, Milgrom H, Davis ML, Iklé DN. Risk factors for fatal asthma. En: Sheffer AL, editor. Fatal asthma. New York: Marcel Dekker Inc.; 1998. p. 31-44.

12. Wasserfallen JB, Schaller MD, Feihl F, Perret CH. Sudden asphyxic asthma: a distinct entity? Am Rev Respir Dis. 1990; 142: 108-11.

13. Sur S, Crotty TB, Kephart GM, Hyma BA, Colby TV, Reed CE, *et al.* Sudden-onset fatal asthma: a distinct entity with few eosinophils and relatively more neutrophils in the airway submucosa? Am Rev Respir Dis. 1993; 148: 713-9.

14. Barnes PJ. Poorly perceived asthma. Thorax. 1992; 47: 408-9.

15. Boulet L-P, Leblanc P, Turcotte H. Perception scoring of induced bronchoconstriction as an index of awareness of asthma symptoms. Chest. 1994; 105: 1430-3.

16. Rubinfeld AR, Pain MCF. Perception of asthma. Lancet. 1976; 1: 882-4.

17. Gibson GJ. Perception, personality, and respiratory control in life-threatening asthma. Thorax. 1995; 50 (Suppl 1): S2-4.

18. Kikuchi Y, Okaabe S, Tamura G, Hida W, Homma M, Shirato K, *et al.* Chemosensitivity and perception of dyspnea in patients with a history of near-fatal asthma. N Engl J Med. 1994; 330: 1329-34.

19. Picado C. Barcelona's asthma epidemics: clinical aspects and intriguing findings. Thorax. 1992; 47: 197-200.

20. Plaza V, Serrano J, Picado C, Cosano J, Ancochea J, de Diego A, *et al.* Características clínicas de las crisis de asma de riesgo vital en los pacientes sensibilizados a *Alternaria alternata*. Med Clin (Barc). 2003; 121: 721-4.

21. Martínez-Moragón E, Plaza V, Serrano J, Picado C, Gáldiz JB, López-Viña A, *et al.* Near-fatal asthma related to menstruation. J Allergy Clin Immunol. 2004; 113: 242-4.

22. Campbell DA, Yellowlees PM, McLennan G, Coates JR, Frith PA, Gluyas PA, *et al.* Psychiatric and medical features of near fatal asthma. Thorax. 1995; 50: 254-9.

23. Pouw EM, Koeter GH, de Monchy JG, Homan AJ, Sluiter HJ. Clinical assessment after a life-threatening attack of asthma; the role of bronchial hyperreactivity. Eur Respir J. 1990; 3: 861-6.

24. Lötvall J, Akdis CA, Bacharier LB, Bjermer L, Casale TB, Custovic A, *et al.* Asthma endotypes: a new approach to classification of disease entities within the asthma syndrome. J Allergy Clin Immunol. 2011; 127: 355-60.

25. Mark EJ. Pathology of fatal asthma. En: Sheffer AL, editor. Fatal asthma. New York: Marcel Dekker Inc.; 1998. p. 127-38.

26. Antó JM, Sunyer J, Rodríguez-Roisín R, Suárez-Cervera M, Vázquez L. Community outbreaks of asthma associated with inhalation of soybean dust. Toxicoepidemiological Committee. N Engl J Med. 1989; 320: 1097-102.

27. Ferrer A, Torres A, Roca J, Sunyer J, Antó JM, Rodríguez-Roisín R. Characteristics of patients with soybean dust-induced acute severe asthma requiring mechanical ventilation. Eur Respir J. 1990; 3: 429-33.

28. O'Hollaren MT, Yunginger JW, Offord KP, Somers MJ, O'Connell EJ, Ballard DJ, *et al.* Exposure to an aeroallergen as a possible precipitating factor in respiratory arrest in young patients with asthma. N Engl J Med. 1991; 324: 359-63.

29. Kolbe J, Fergusson W, Garrett J. Rapid onset asthma: a severe but uncommon manifestation. Thorax. 1998; 53: 241-7.

30. Plaza V, Serrano J, Picado C, Sanchis J. Frequency and clinical characteristics of rapid-onset fatal and near-fatal asthma. Eur Respir J. 2002; 19: 846-52.

31. Kallenbach JM, Frankel AH, Lapinsky SE, Thornton AS, Blott JA, Smith C, *et al.* Determinants of near fatality in acute severe asthma. Am J Med. 1993; 95: 265-72.

32. Sears MR, Rea HH, Beaglehole R, Gillies AJ, Holst PE, O'Donnell TV, *et al.* Asthma mortality in New Zealand: a two year national study. N Z Med J. 1985; 98: 271-5.

33. Kunitoh H, Yahikozawa H, Kakuta T, Ono K, Hamabe Y, Kuroki H, *et al.* Fatal and near fatal asthma. Ann Allergy. 1992; 69: 111-5.

34. Carroll N, Carello S, Cooke C, James A. Airway structure and inflammatory cells in fatal attacks of asthma. Eur Respir J. 1996; 9: 709-15.

35. Synek M, Antó JM, Beasley R, Frew AJ, Holloway L, Lampe FC, *et al.* Immunopathology of fatal soybean dust-induced asthma. Eur Respir J. 1996; 9: 54-7.

36. Romagnoli M, Caramori G, Braccioni F, Ravenna F, Barreiro E, Siafakas NM, *et al.* Near-fatal asthma phenotype in the ENFUMOSA Cohort. Clin Exp Allergy. 2007; 37: 552-7.

37. Moore WC, Meyers DA, Wenzel SE, Teague WG, Li H, Li X, *et al.* Identification of asthma phenotypes using cluster analysis in the Severe Asthma Research Program. Am J Respir Crit Care Med. 2010; 181: 315-23.

38. Plaza V, Serrano J. Asma fatal o casi fatal. Experiencia española. Arch Bronconeumol. 2000; 36 (Supl 3): 13-8.

39. Serrano J, Plaza V, Sureda B, de Pablo J, Picado C, Bardagí S, *et al.* Alexithymia: a relevant psychological variable in near-fatal asthma. Eur Respir J. 2006; 28: 296-302.

Índice analítico